〔波兰〕亚历山德拉·米热林斯卡，丹尼尔·米热林斯基 著　叶祉君 译

食物的旅行

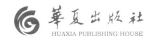

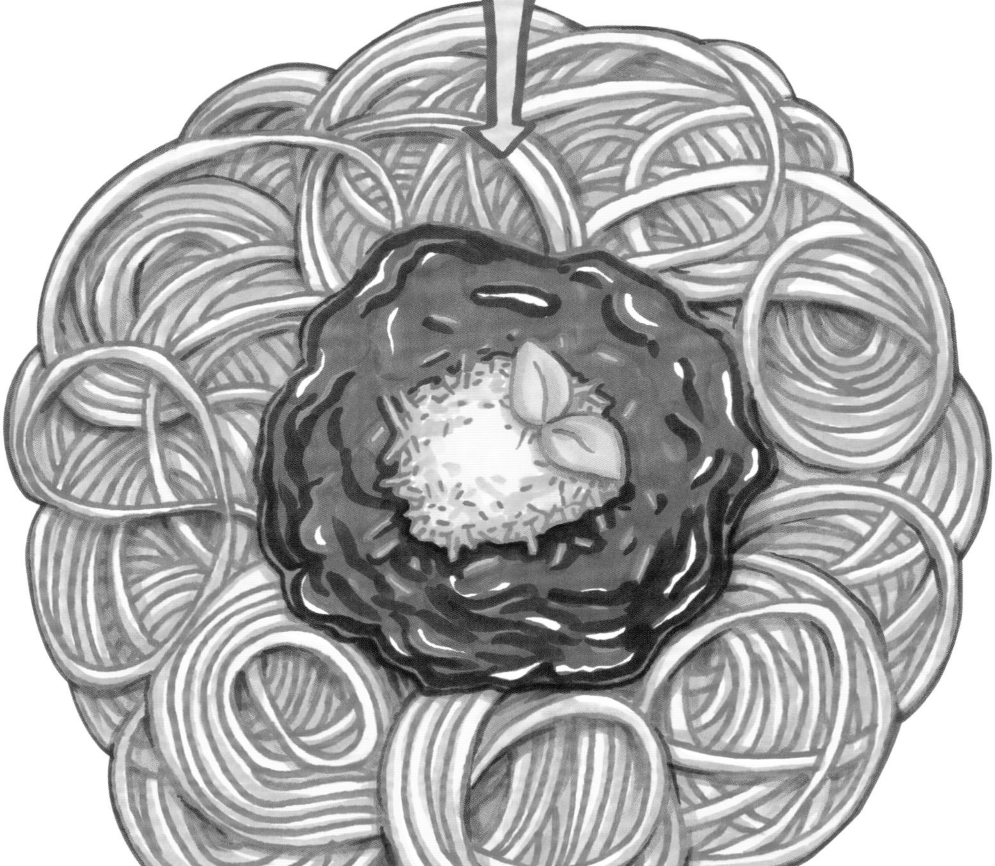

華夏出版社
HUAXIA PUBLISHING HOUSE

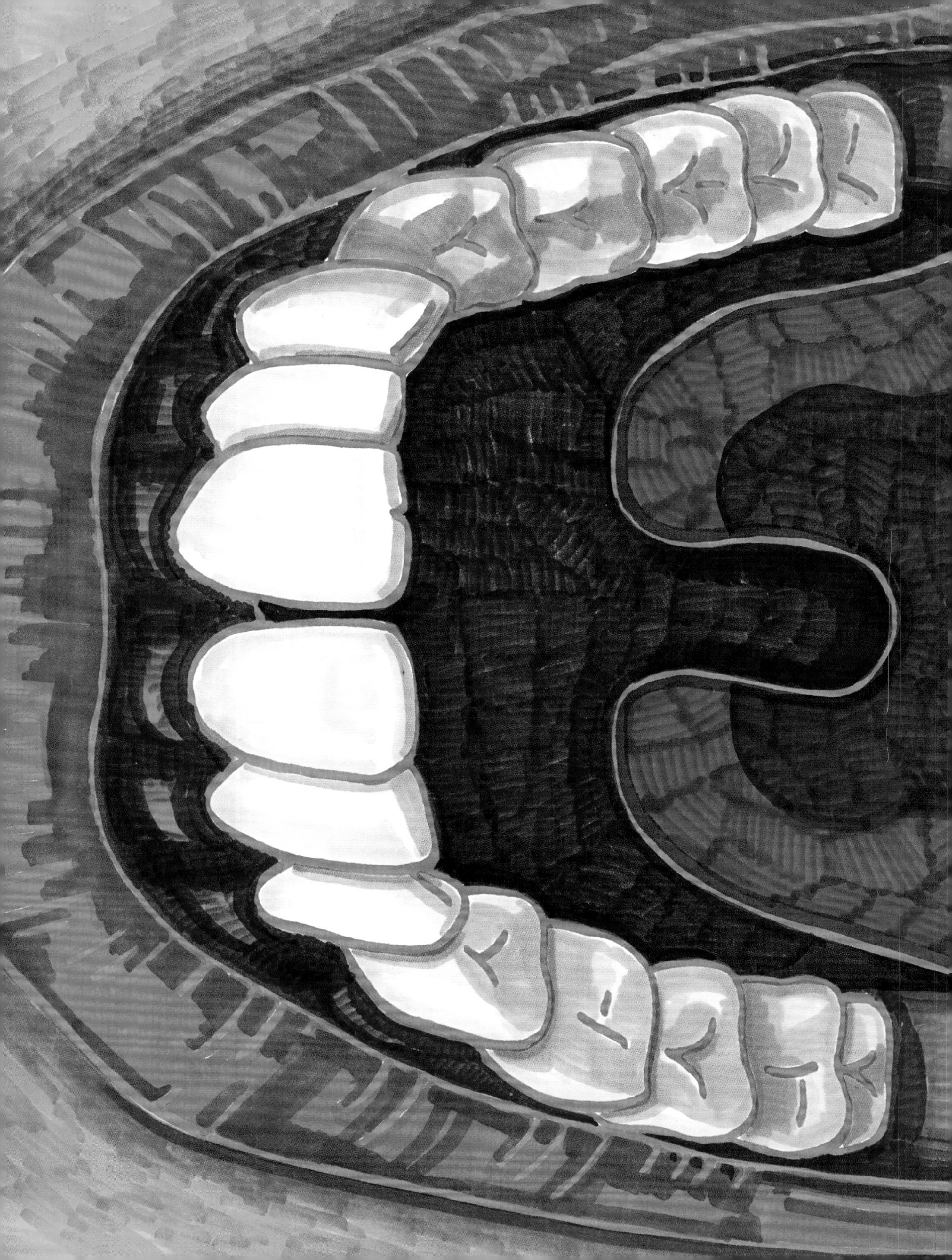

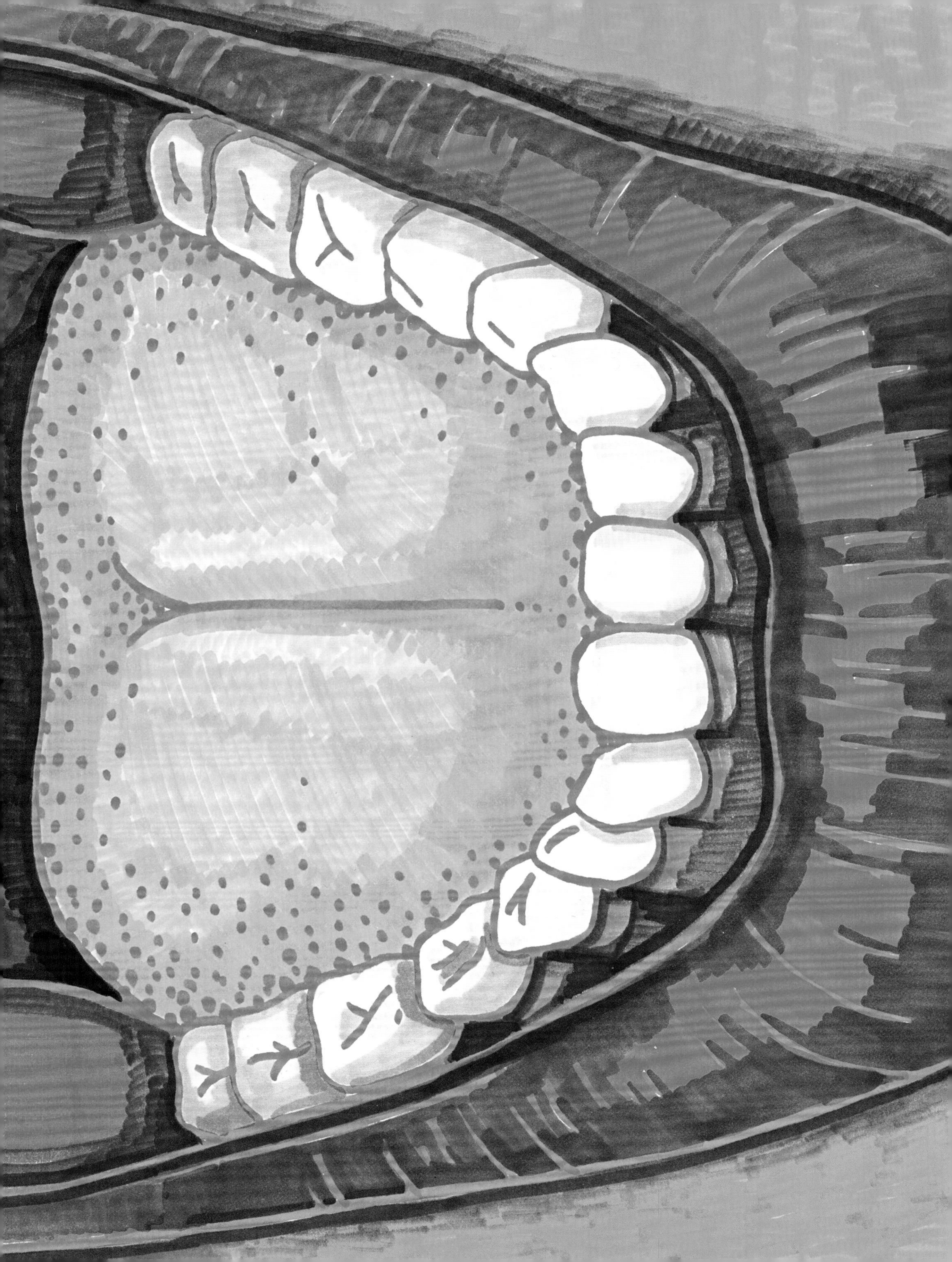

牙齿咬一咬

牙齿是我们用来消化和吸收食物的第一个工具。牙齿的外面罩着一层白色的牙釉质，那是我们身体里最硬的东西，所以牙齿可以轻轻松松地把食物咬碎。少了牙齿，我们连三明治都吃不了，只能把它磨成黏糊糊的三明治酱吞下去了。

每个人一生都有两套牙齿：乳牙和恒牙。怎么说呢？小朋友的颚骨太小，没有办法把大人的32颗牙齿全部装进去，所以一开始，我们得先习惯自己的20颗“试用版”牙齿。

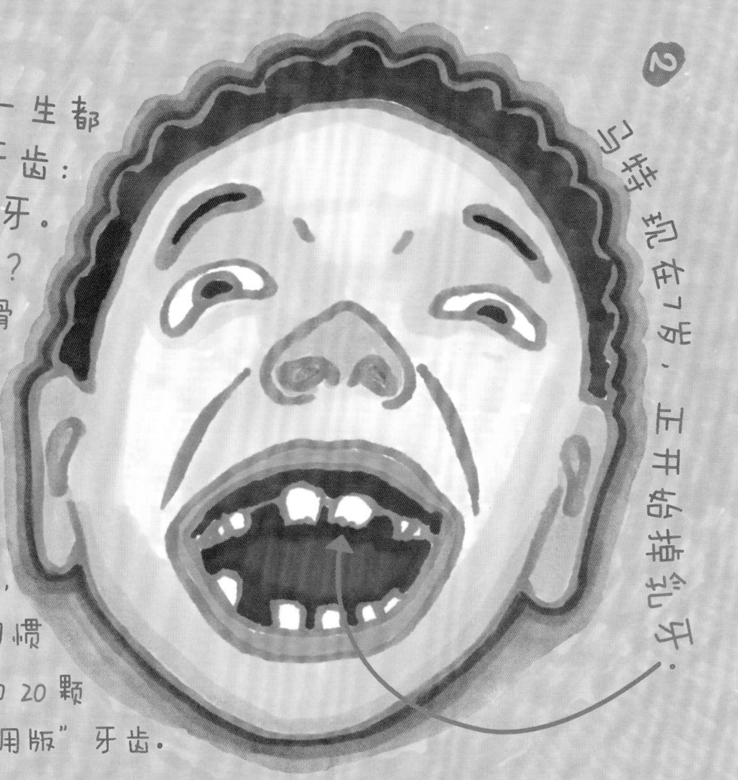

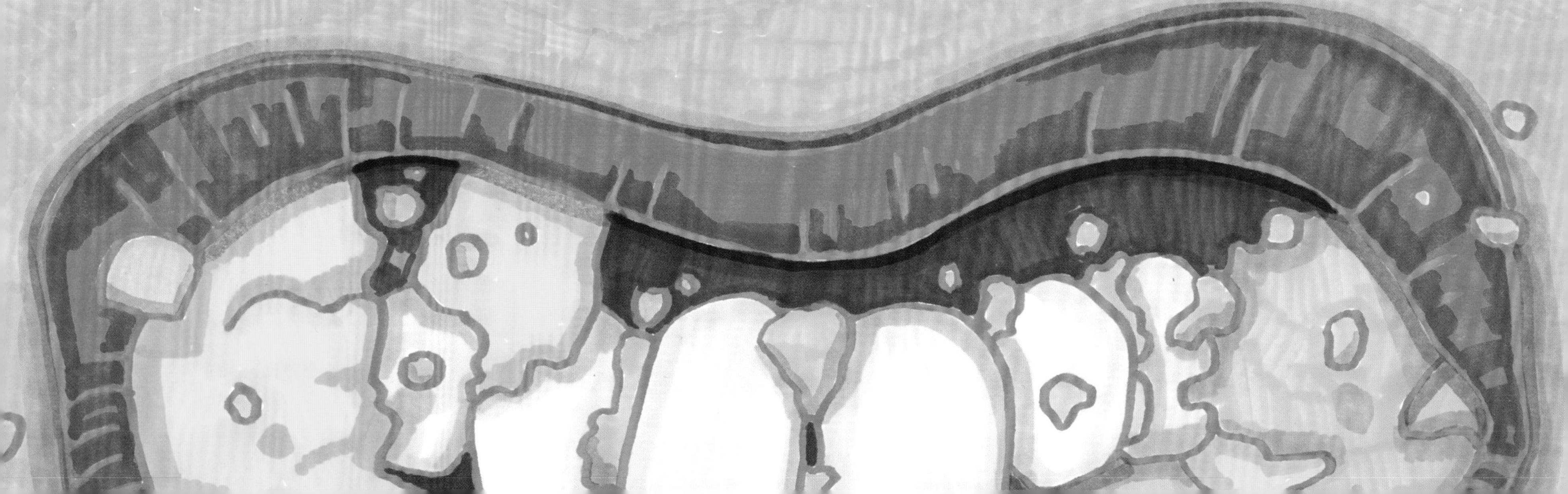

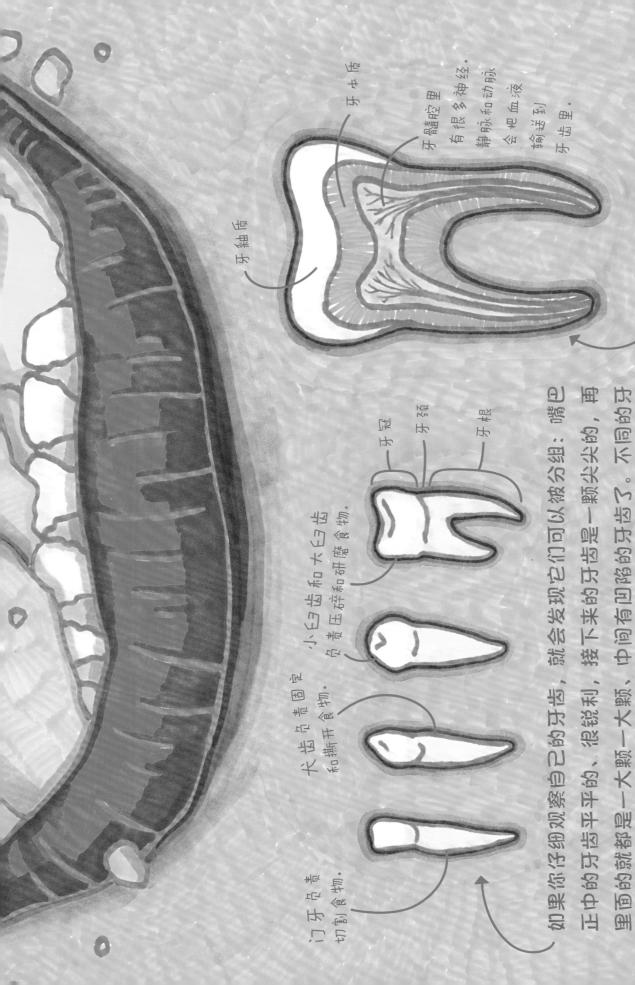

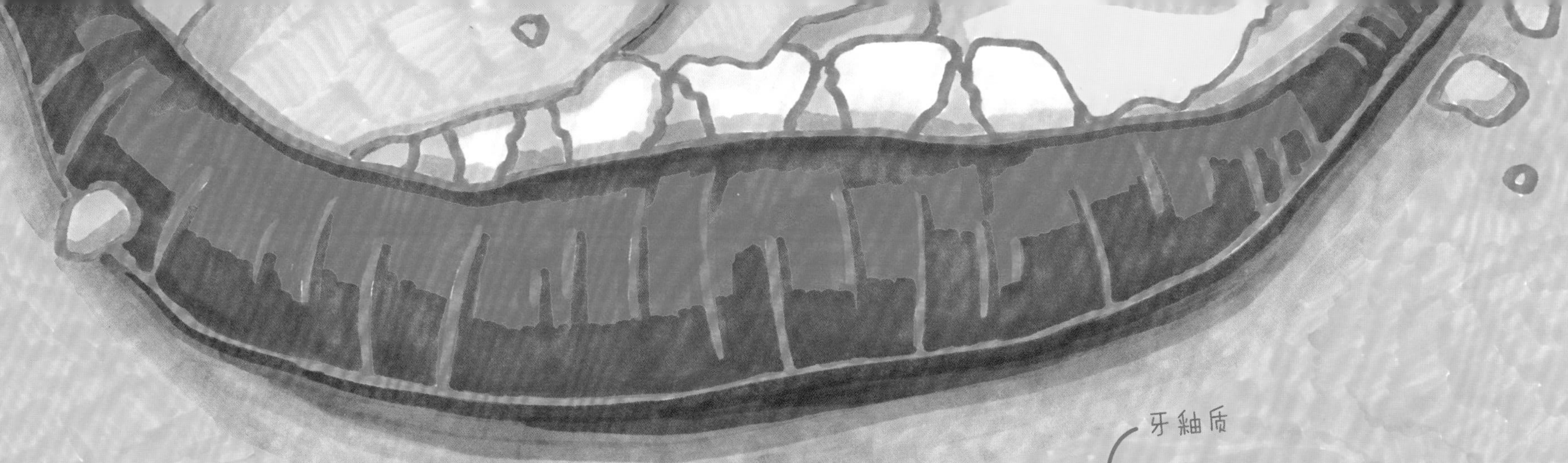

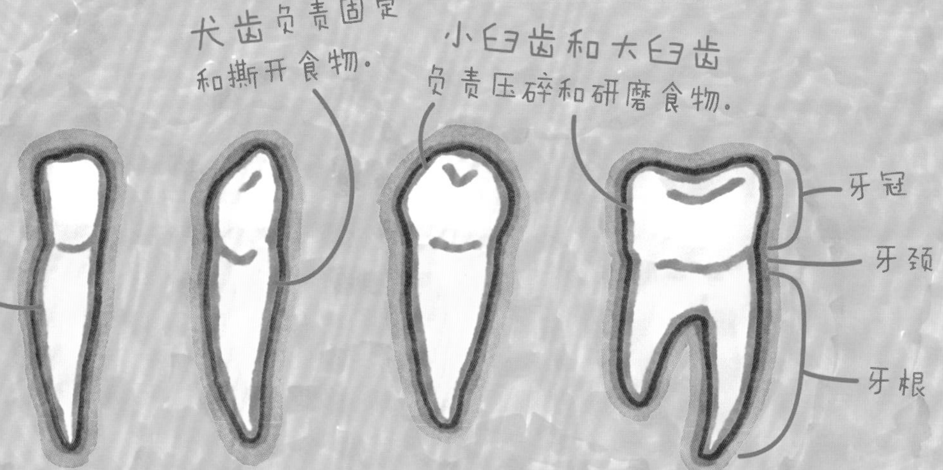

如果你仔细观察自己的牙齿，就会发现它们可以被分组：嘴巴正中的牙齿平平的、很锐利，接下来的牙齿是一颗尖尖的，再里面的就都是一大颗一大颗、中间有凹陷的牙齿了。不同的牙齿，可以发挥不同的功用。

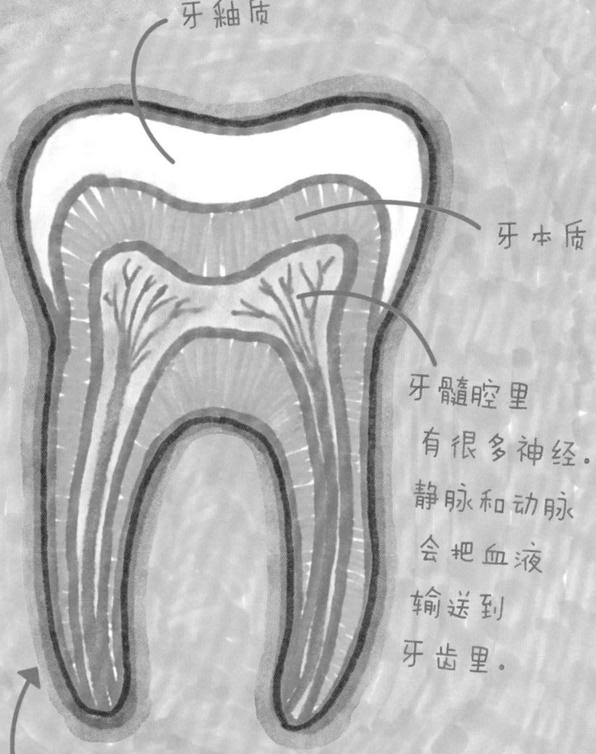

大臼齿剖面图

4 嗅觉是一种感觉，鼻腔中的感受器把信息传给大脑，让大脑探究空气里的化学成分，分析各种气味，判断我们喜不喜欢这些气味。这个决定对我们的味觉有很大的影响，比如闻到很香的气味时，就算我们已经吃不下了，也还是想要再吃一口。

吃东西的时候，你的脑袋里面看起来像这样……

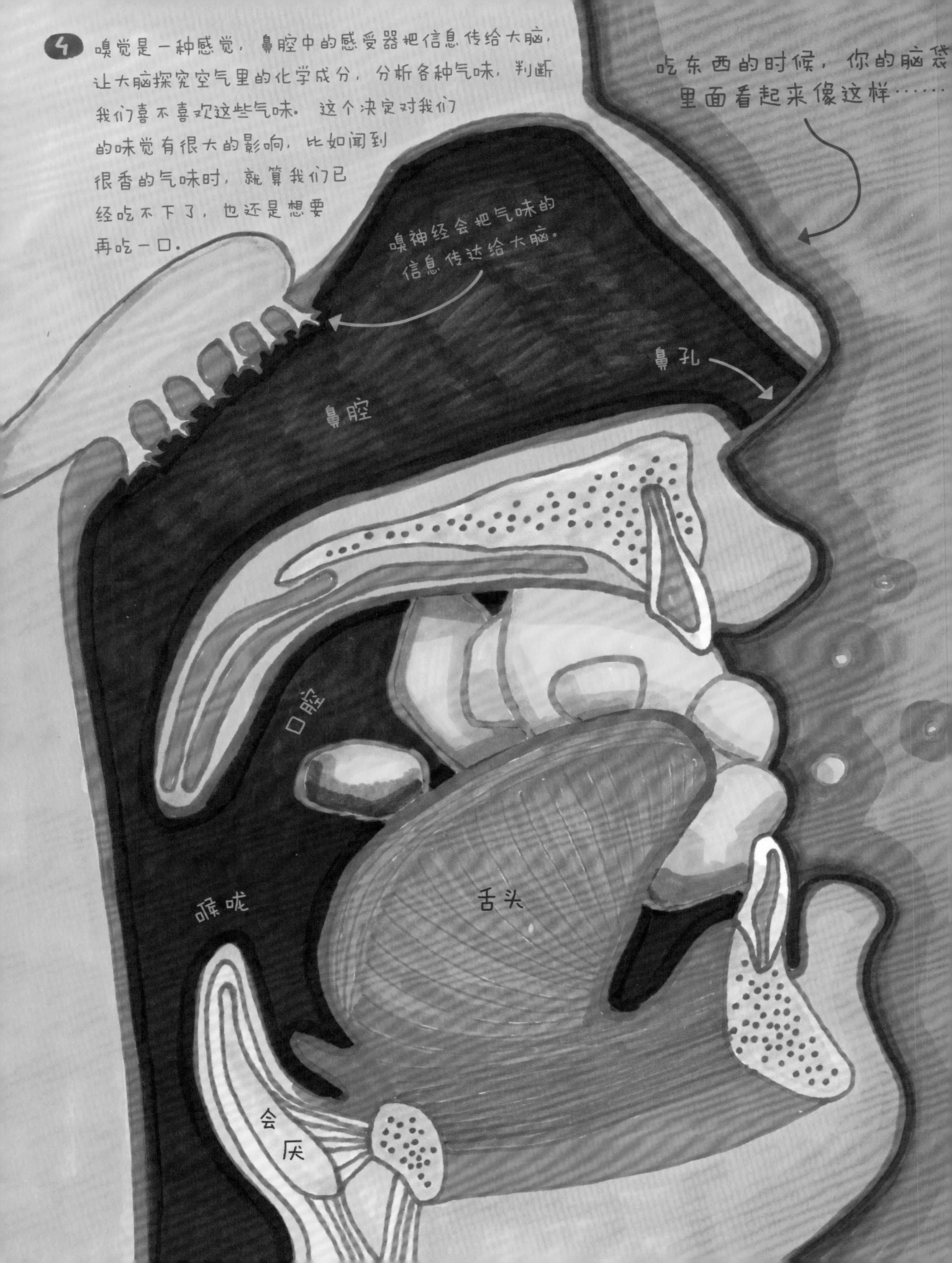

嗅神经会把气味的信息传达给大脑。
鼻孔
鼻腔
口腔
喉咙
舌头
会厌

而当你一次性往嘴里塞太多东西时，你的脑袋外面看起来像这样……

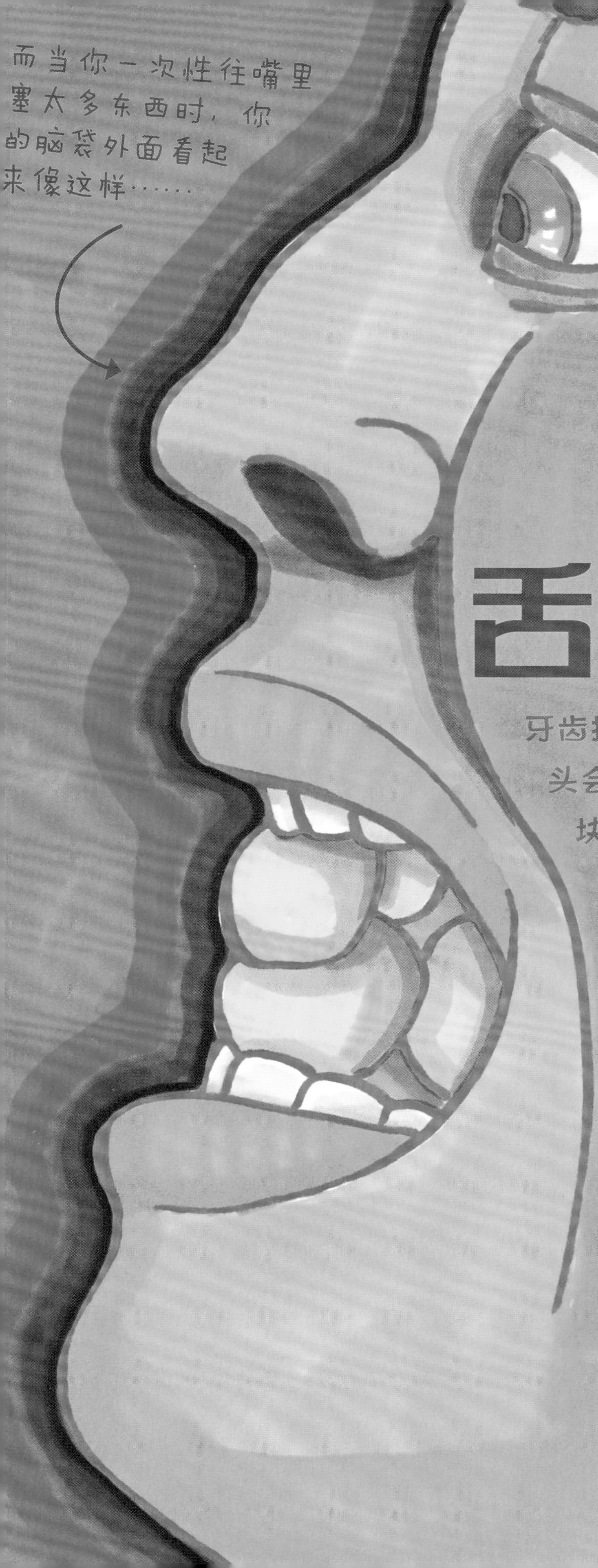

舌头搅一搅

牙齿把食物咬碎后，就换舌头上场了。舌头会把食物跟唾液搅拌在一起，把一小块、一小块被唾液沾湿的食物放到大臼齿之间推来送去。它会帮助我们研究吃进嘴里的每一口食物，再通过大脑的分析，我们才能感受到食物各种各样的味道。

舌头知多少

舌头是一个特别的器官，不仅仅用来搅拌、推挤食物；少了它，我们就不能吸吮、说话，也不能感觉到味道了。

舌头能辨别很轻微的味道，让我们避免吃到有毒的东西。

有毒的东西通常都是苦的。

5种基本的味道

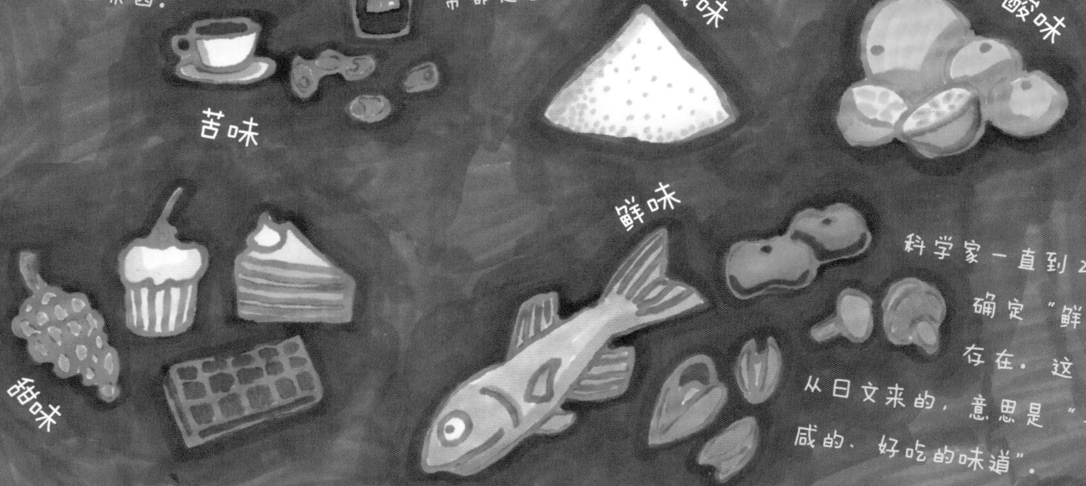

科学家一直到2000年才确定“鲜味”的存在。这个词是从日文来的，意思是“一种咸咸的、好吃的味道”。

整个舌头表面都覆满了舌乳头，负责研究我们放进嘴巴里的所有东西。舌乳头上的小洞里，有一种叫**“味蕾”**的感受体。它通过神经把信息传给大脑。当融化在唾液里的食物微粒掉进小洞，大脑就会进行分析。如果味蕾碰到碳水化合物，我们就会有甜甜的感觉。

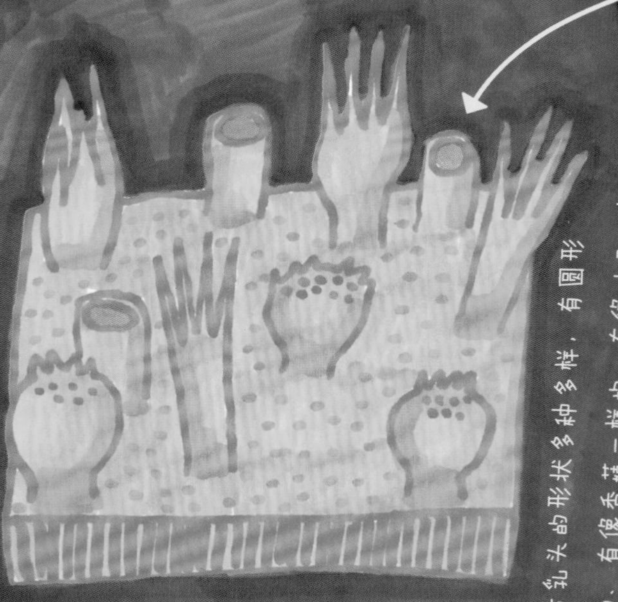

舌乳头

舌乳头的形状多种多样，有圆形的，有像香菇一样的，有像叶子一样的，还有的像细细的针。

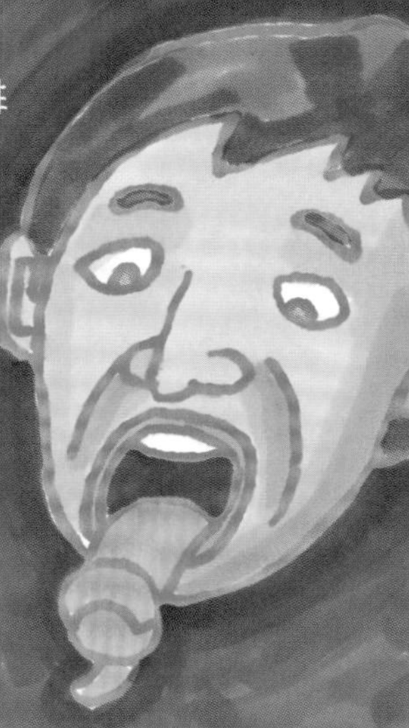

绕口令是指一种刻意编排出来的复杂句式，好让人没那么简单说出口。想知道什么是绕口令吗？试试用很快的速度说出这个句子吧：**吃葡萄不吐葡萄皮，不吃葡萄倒吐葡萄皮。**

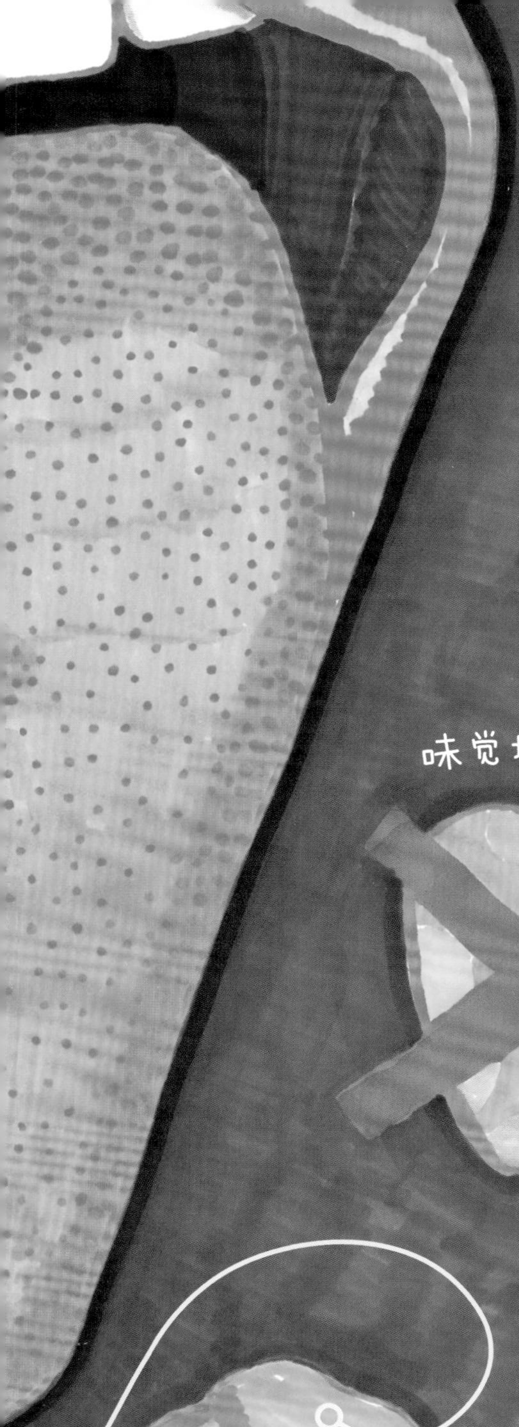

我们知道，在整个舌头的表面，都能感觉到5种基本的味道。不过一直到不久前，在许多书里还可以读到舌头被分成很多区块，每个区块都只能感觉到一种味道，比方说，舌尖可以察觉到的只有甜味——这是20世纪初的一群教科书作者给大家的误导，他们误解了科学研究的结果，而这一错就错了好多年。

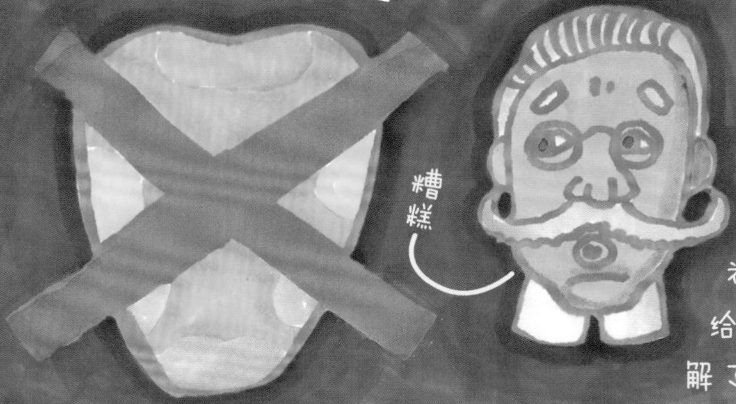

你听过“**舌尖现象**”吗？这是指当你想说某个词的时候，话到嘴边却忘了该怎么说，比如只记得词语的第一个字或最后一个字。通常碰到这种情况时，只要稍微努力想一下，就可以很快想起来该怎么说了。

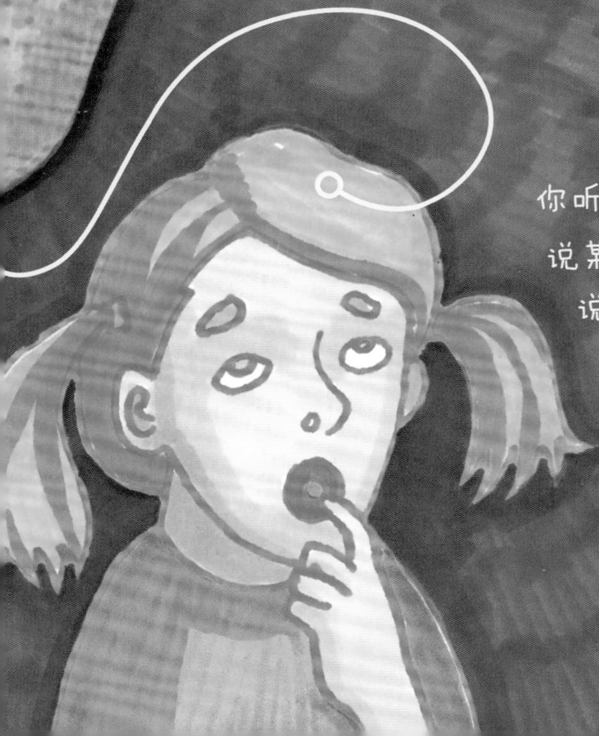

哇！好香啊！

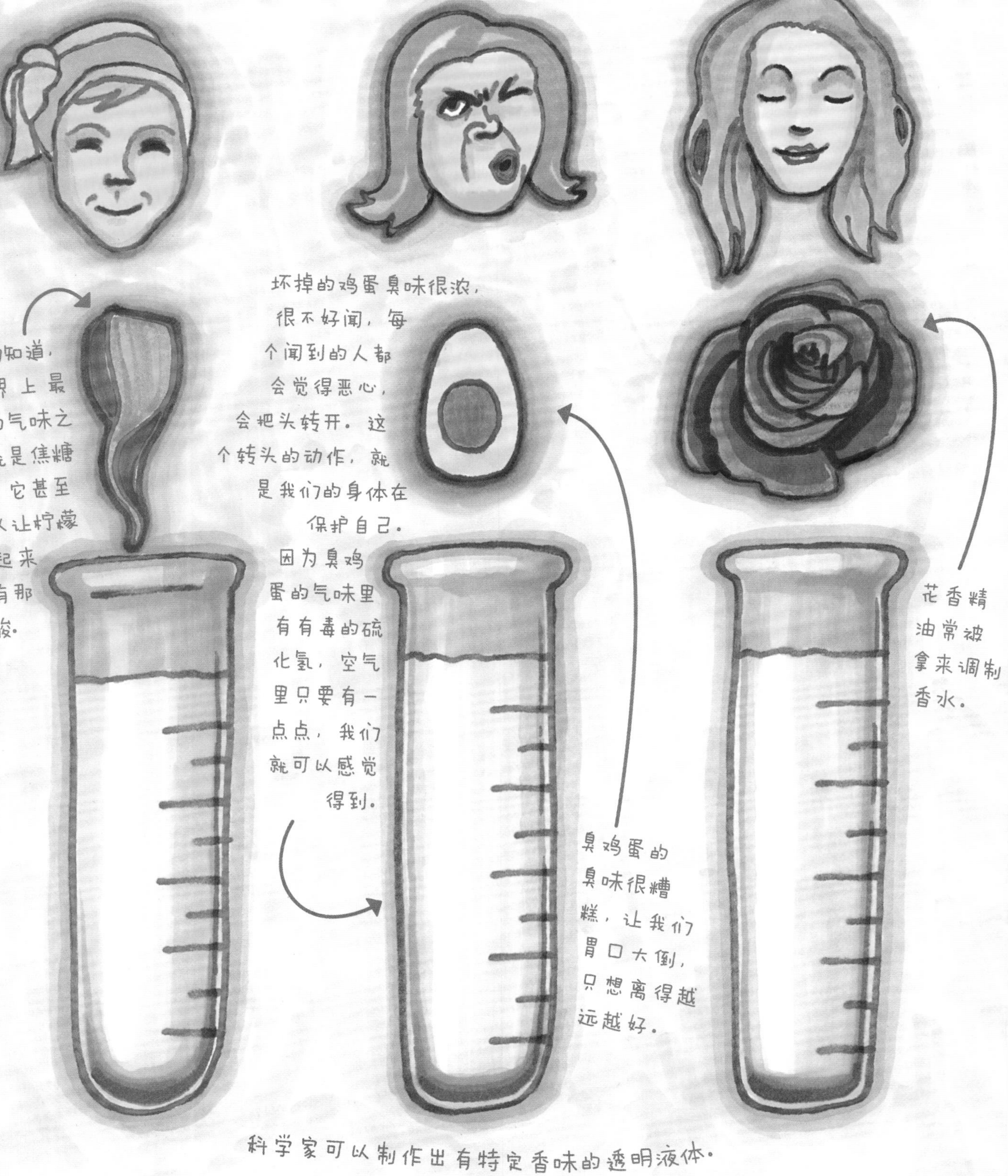

我们知道，世界上最甜的气味之一就是焦糖味，它甚至可以让柠檬闻起来没有那么酸。

坏掉的鸡蛋臭味很浓，很不好闻，每个闻到的人都会觉得恶心，会把头转开。这个转头的动作，就是我们的身体在保护自己。

因为臭鸡蛋的气味里有有毒的硫化氢，空气里只要有一点点，我们就可以感觉得到。

臭鸡蛋的臭味很糟糕，让我们胃口大倒，只想离得越远越好。

花香精油常被拿来调制香水。

科学家可以制作出有特定香味的透明液体。

我们已经知道，人可以感觉到味道，是因为舌头上有舌乳头。不过决定食物好不好吃的因素，不单单只有食物本身的味道，还跟它闻起来怎样有很大关系。

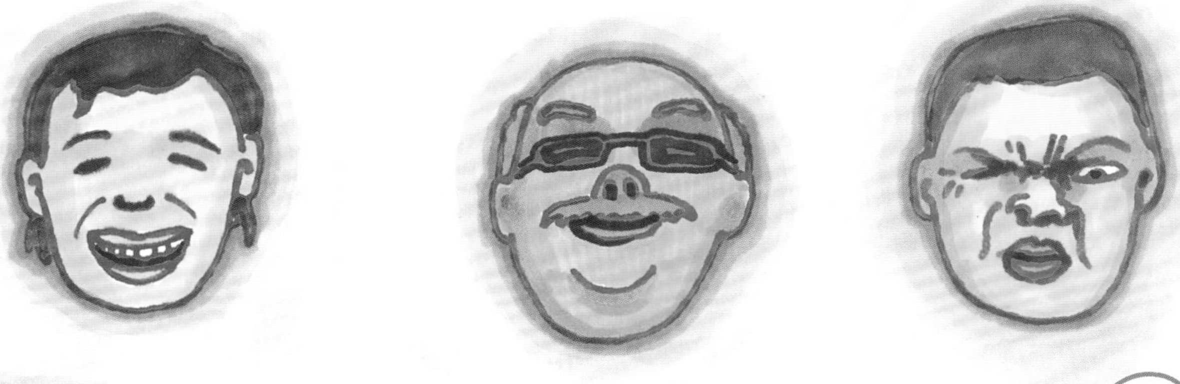

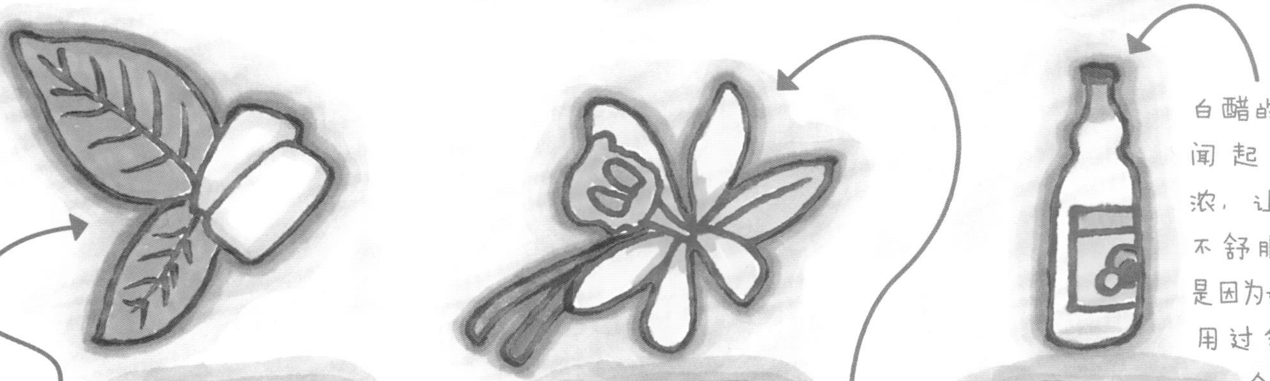

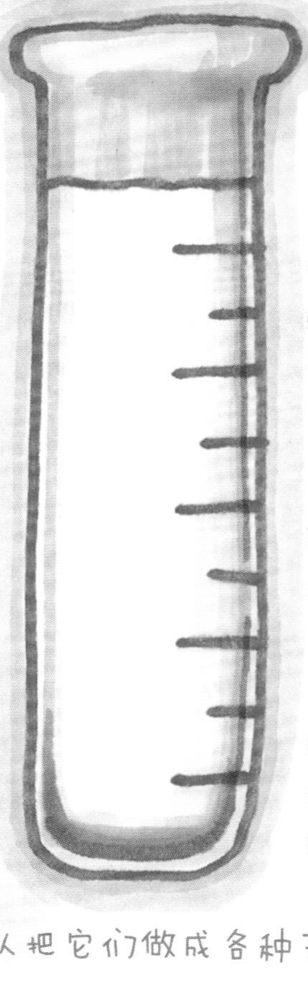

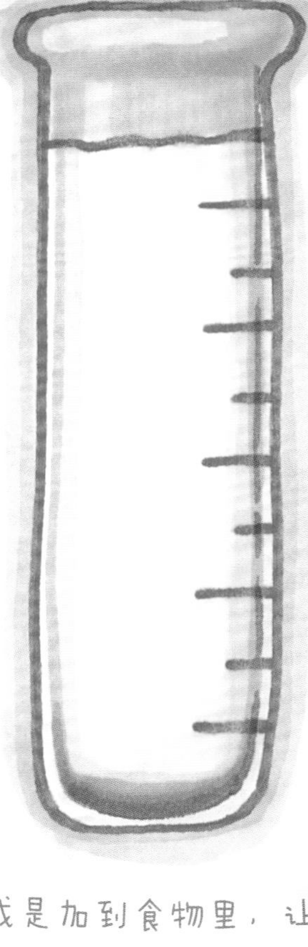

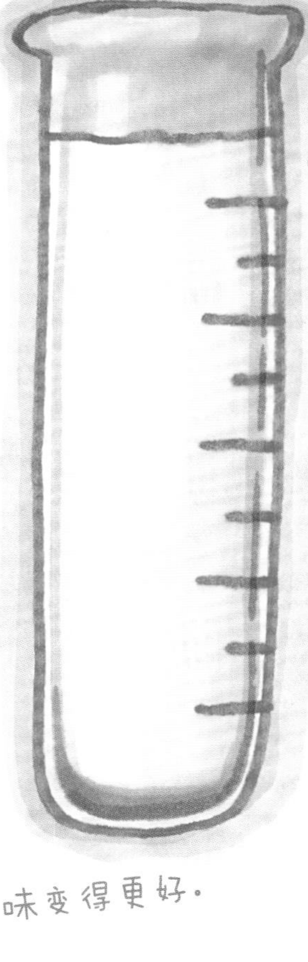

有些气味会让人产生意外的联想。薄荷让人感觉清新，所以很适合加在清凉饮料和口香糖里。

有些商店里会有特别的气味，让人产生特别的联想。糖果店里可能会有香草或巧克力的气味，而洗衣店里会有衣服刚被洗过的清爽气味。

香草的气味可以让普通的奶酪变成超棒的点心。

白醋的气味闻起来很浓，让人很不舒服。这是因为如果食用过多，就会对我们不好，所以我们的身体要提醒我们这一点。不过，如果适量食用的话，它可以促进食欲，所以白醋也是许多菜里的调味品。

可以把它们做成各种芳香剂，或是加到食物里，让食物的气味变得更好。

味道

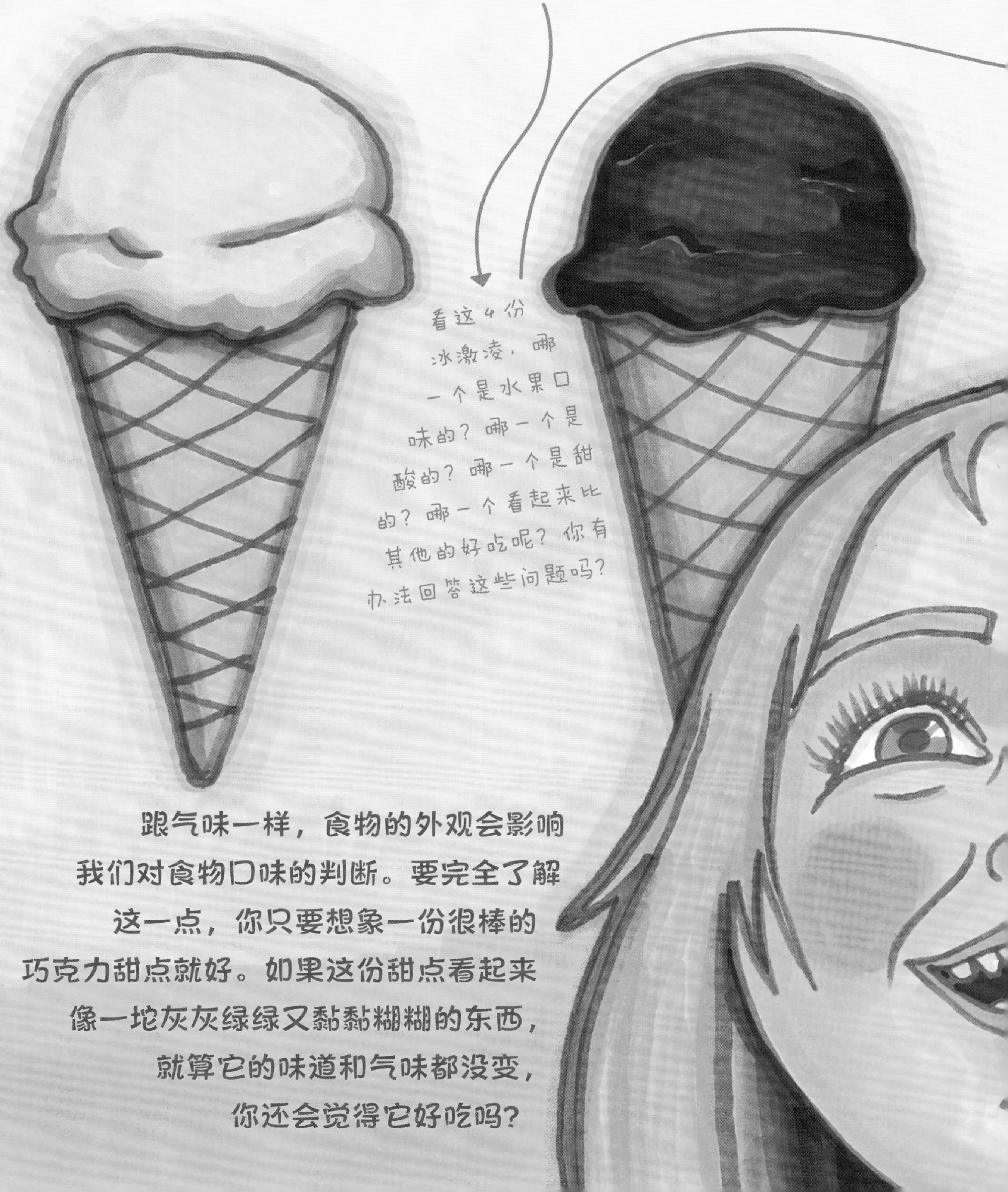
我们来做实验吧！
看这4份冰激凌，哪一个是水果口味的？哪一个是酸的？哪一个是甜的？哪一个看起来比其他的好吃呢？你有办法回答这些问题吗？

跟气味一样，食物的外观会影响我们对食物口味的判断。要完全了解这一点，你只要想象一份很棒的巧克力甜点就好。如果这份甜点看起来像一坨灰灰绿绿又黏黏糊糊的东西，就算它的味道和气味都没变，你还会觉得它好吃吗？

看得见

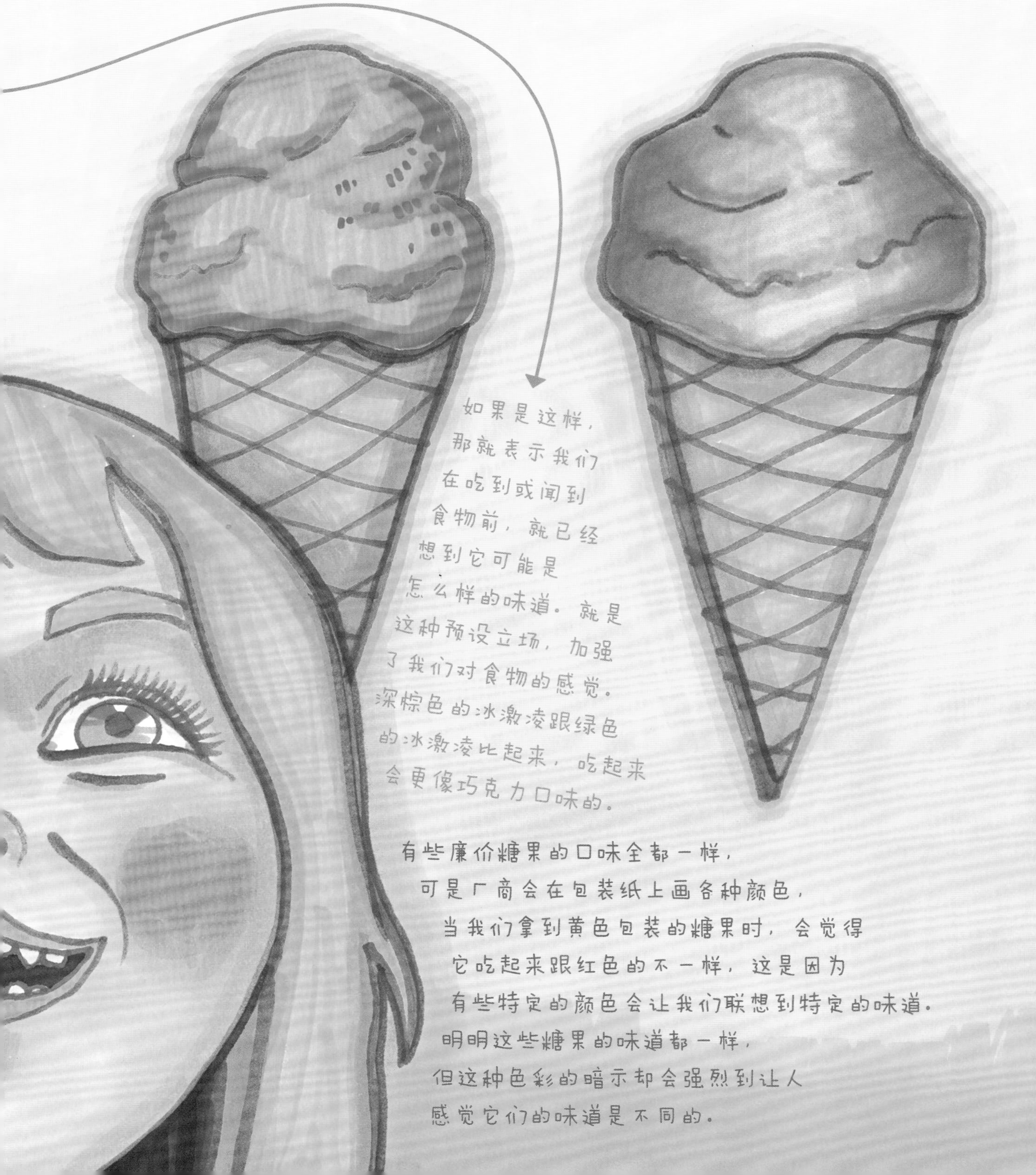

如果是这样，
那就表示我们
在吃到或闻到
食物前，就已经
想到它可能是
怎么样的味道。就是
这种预设立场，加强
了我们对食物的感觉。
深棕色的冰激凌跟绿色
的冰激凌比起来，吃起来
会更像巧克力口味的。

有些廉价糖果的口味全都一样，
可是厂商会在包装纸上画各种颜色，
当我们拿到黄色包装的糖果时，会觉得
它吃起来跟红色的不一样，这是因为
有些特定的颜色会让我们联想到特定的味道。
明明这些糖果的味道都一样，
但这种色彩的暗示却会强烈到让人
感觉它们的味道是不同的。

舌头的送货员——唾液

唾液是由我们嘴巴里的腺体*制造出来的透明液体，它会启动消化的程序，把食物变得湿湿黏黏并加以溶解。这样一来，食物会变得滑滑的，更容易吞咽。唾液还可以让人感觉到食物的味道，因为干干的食物没有办法进到味蕾里。

*腺体是一种工具，会制造和分泌物质。

住在南美安第斯山脉的印第安人会利用唾液制造一种“奇恰酒”。他们把一种特殊的玉米放进嘴里咀嚼很久，一直到玉米变成软趴趴的糊糊为止，然后再把这种糊糊吐出来，加上酵母密封起来，等上几个礼拜就变成“奇恰酒”了。

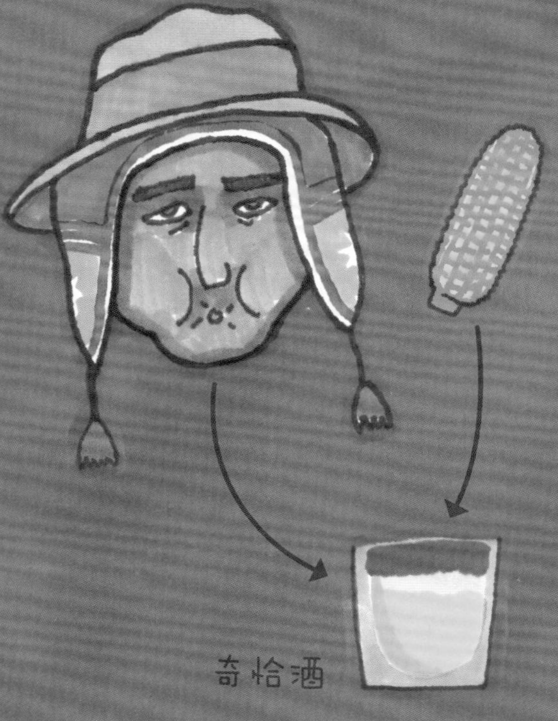

唾液中含有的淀粉酶，会把食物中复杂的化学结构（淀粉等糖分）分解成比较简单的成分（葡萄糖）。多亏有唾液，我们的身体才可以吸收这些淀粉等糖分，再加以利用。

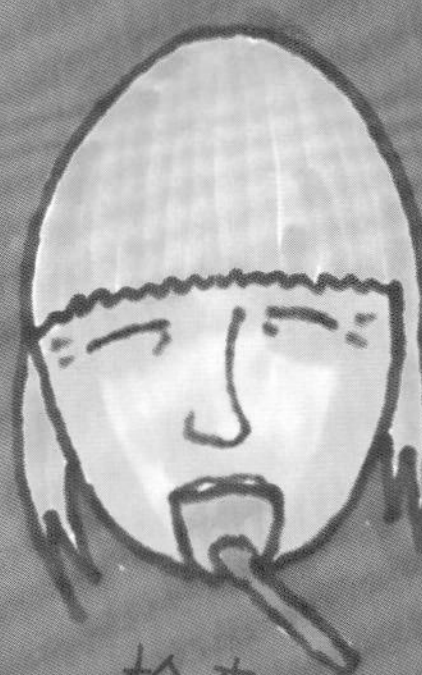

科学家发现，从唾液里可以找出很多关于整个身体的信息。唾液的成分会不断改变，要是我们生病了，医生可以取一滴唾液来检查，然后告诉我们生了什么病。这种检查比血液检查要来得舒服，不会用到任何针头，只要把唾液蘸到一根专门的棉棒上就好。

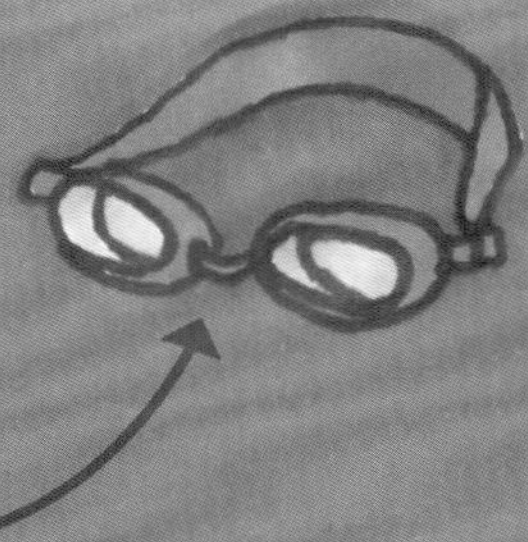

每个潜水员都知道，唾液可以防止起雾。要是你常去游泳池，又不想泳镜起雾，只要在下水前，涂抹一点唾液到镜片上就行。

当我们张开嘴巴时，
微生物可能会跑进身体里，
唾液可以帮我们抵抗这些微生物，
帮我们洗一洗牙龈、牙齿、舌头和上颚，还能帮我们清洁消毒，
让伤口更容易愈合。

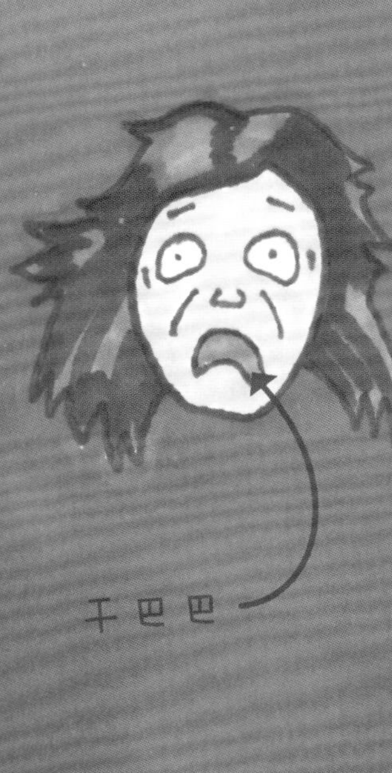

当我们紧张或害怕时，我们的器官会把一些相对不重要的功能关闭。这样一来，就可以节省能量，好用在打斗、逃跑或其他可以自我保护的动作上。身体关掉的功能之一，就是制造唾液和消化食物。正是因为这样，我们被吓到的时候，都会觉得嘴巴干干的。

两个小洞

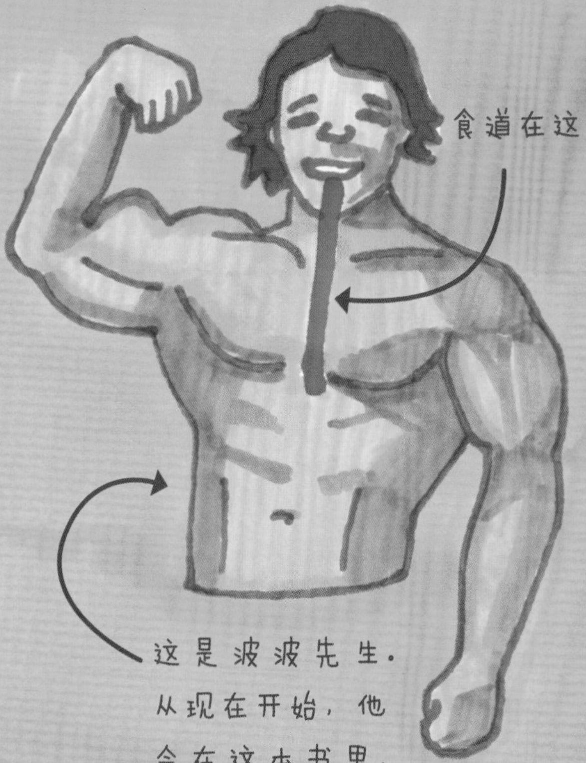

这是波波先生。
从现在开始，他
会在这本书里，
向我们展示人类身体里
藏了哪些东西。

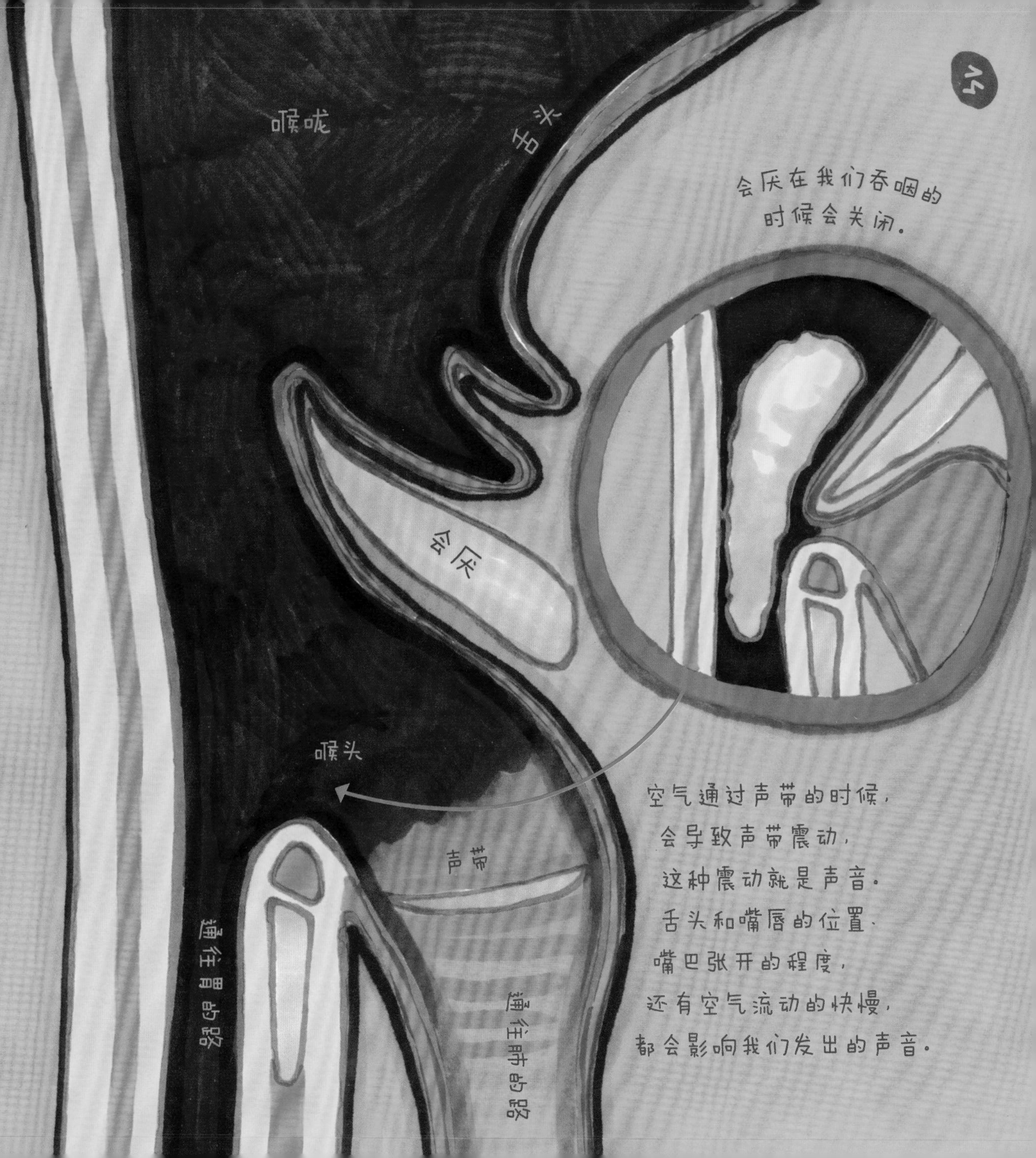

会厌在我们吞咽的
时候会关闭。

空气通过声带的时候，
会导致声带震动，
这种震动就是声音。
舌头和嘴唇的位置、
嘴巴张开的程度，
还有空气流动的快慢，
都会影响我们发出的声音。

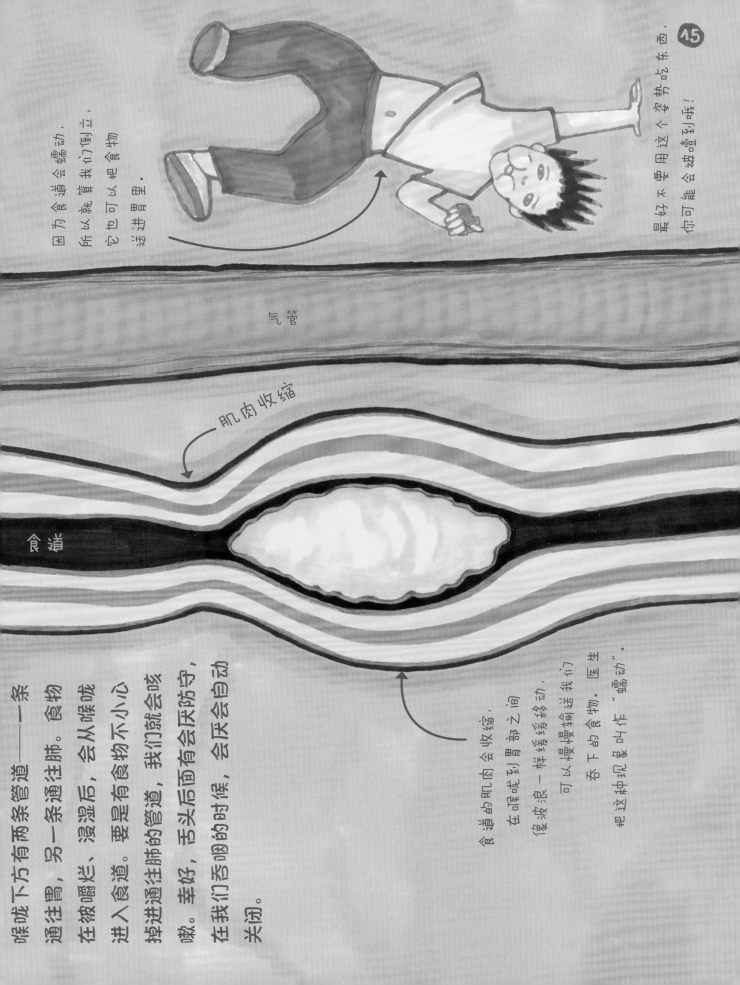

喉咙下方有两条管道——一条通往胃，另一条通往肺。食物在被嚼烂、浸湿后，会从喉咙进入食道。要是有食物不小心掉进通往肺的管道，我们就会咳嗽。幸好，舌头后面有会厌防守，在我们吞咽的时候，会厌会自动关闭。

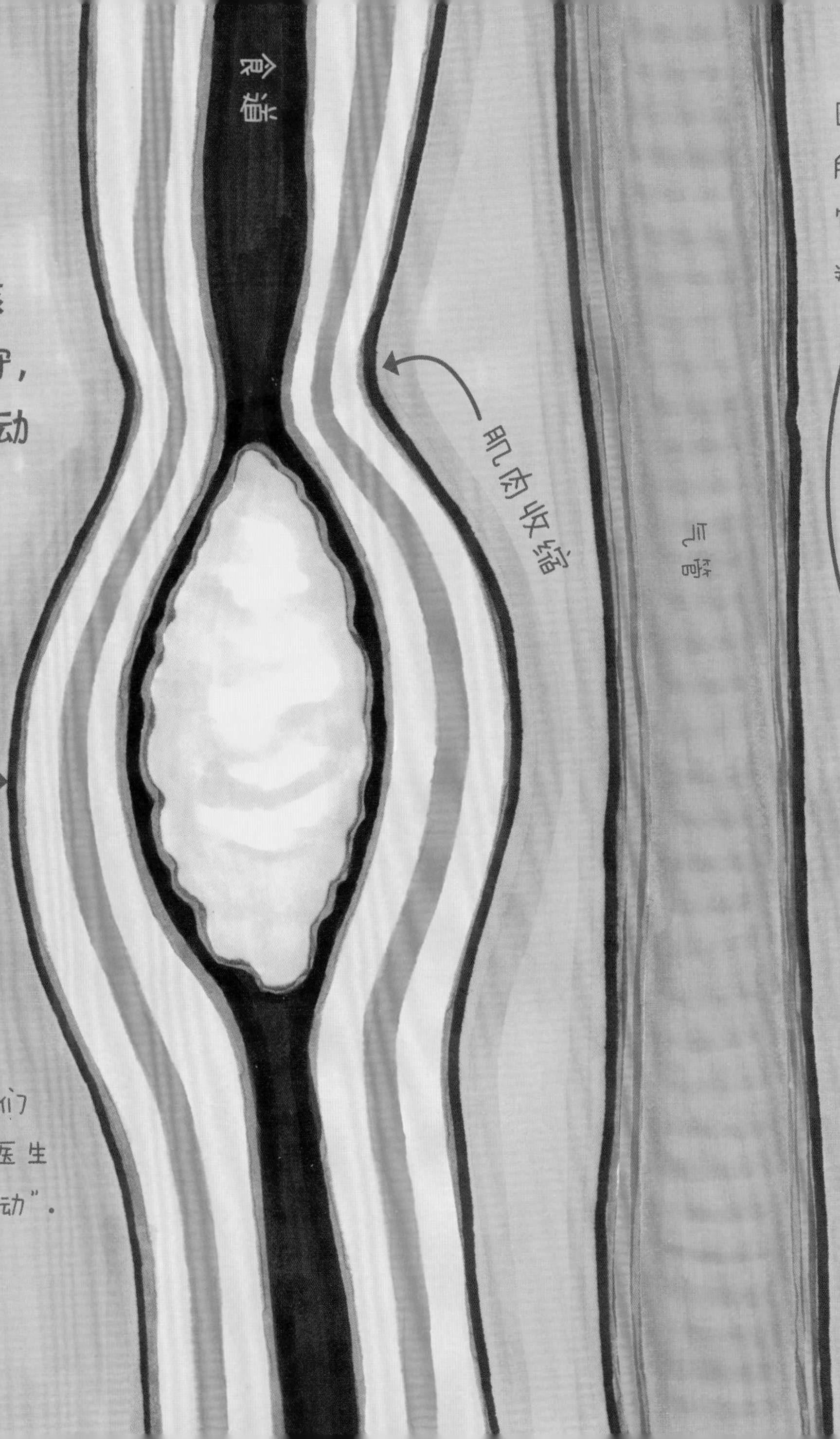

食道的肌肉会收缩，在喉咙到胃部之间像波浪一样缓缓移动，可以慢慢输送我们吞下的食物。医生把这种现象叫作“蠕动”。

因为食道会蠕动，所以就算我们倒立，它也可以把食物送进胃里。

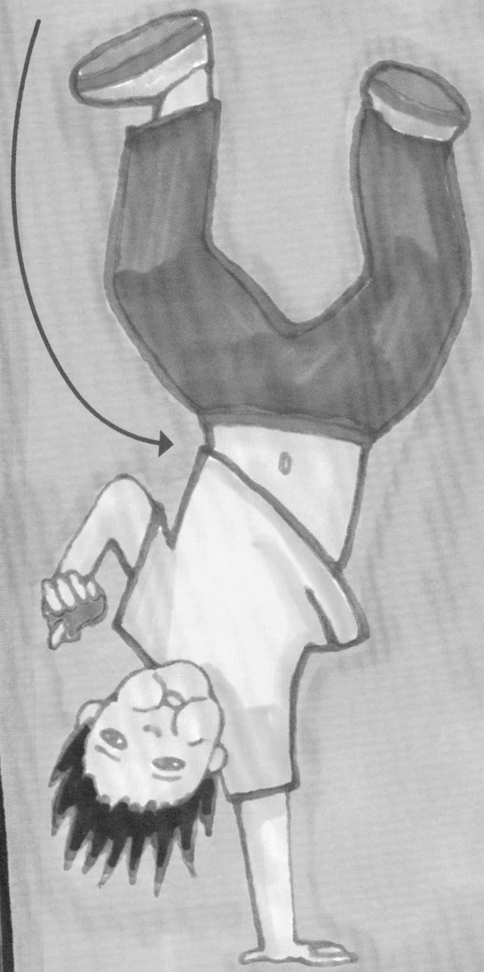

最好不要用这个姿势吃东西，你可能会被噎到哦！

开始分解啰！

食物里的成分大多数都很复杂，没办法让身体直接利用。有时候，我们不需要食物里的所有分子，只需要其中一部分，这就像玩乐高积木一样，我们得把已经拼好的旧积木一块一块拆下来，好重拼一个新的。食物也是这样，人类的消化系统里有很多小工厂（腺体），会制造各种特殊的成分（消化酶），好把已经聚合的分子分解（消化）成比较简单的东西。而通过这个过程制造出来的简单物质，会被我们的血液、肌肉、神经，还有其他许许多多的人体组织吸收，慢慢拼出一个有能量、思想、情绪的完整的人。

脂肪（→第50页）的消化过程从十二指肠（→第26页）开始。

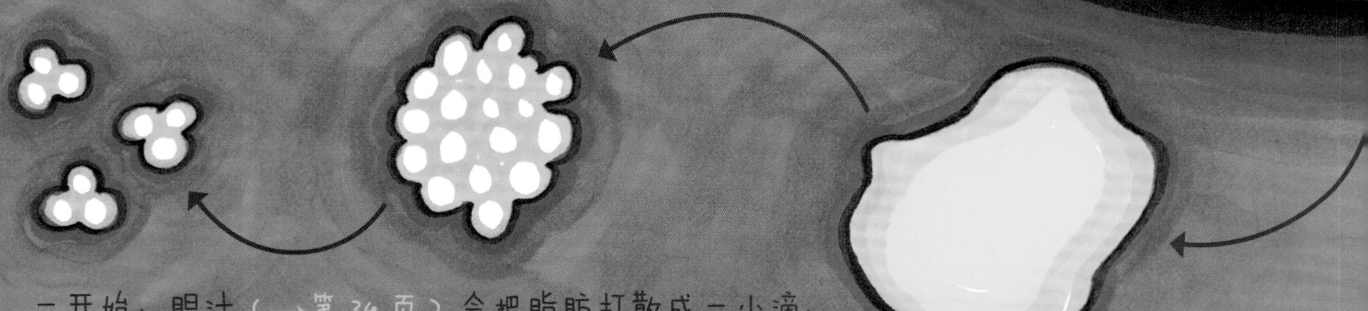

一开始，胆汁（→第34页）会把脂肪打散成一小滴一小滴，然后胰液（→第39页）会继续下一步工作。

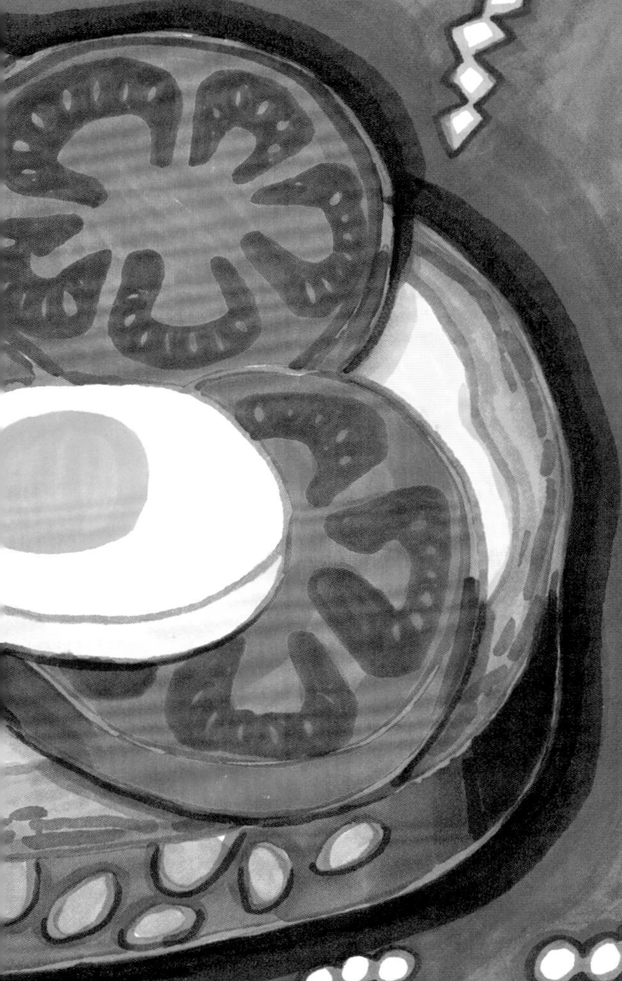

长长的

蛋白质链（→第22页）

会先被打散成

氨基酸，然后再组合成

新的蛋白质。

人类的消化系统可以

把食物分解成三组

成分——蛋白质、糖类（也叫

碳水化合物）与脂肪，

每一组都是我们身体

中不可或缺的部分。

它们各有各的功能，

在消化过程中所需要的

条件也都不一样。

糖类是我们最基本的能量来源（→第40页），在唾液淀粉酶（→第13页）的作用下，它们的消化过程从口腔就已经开始了。

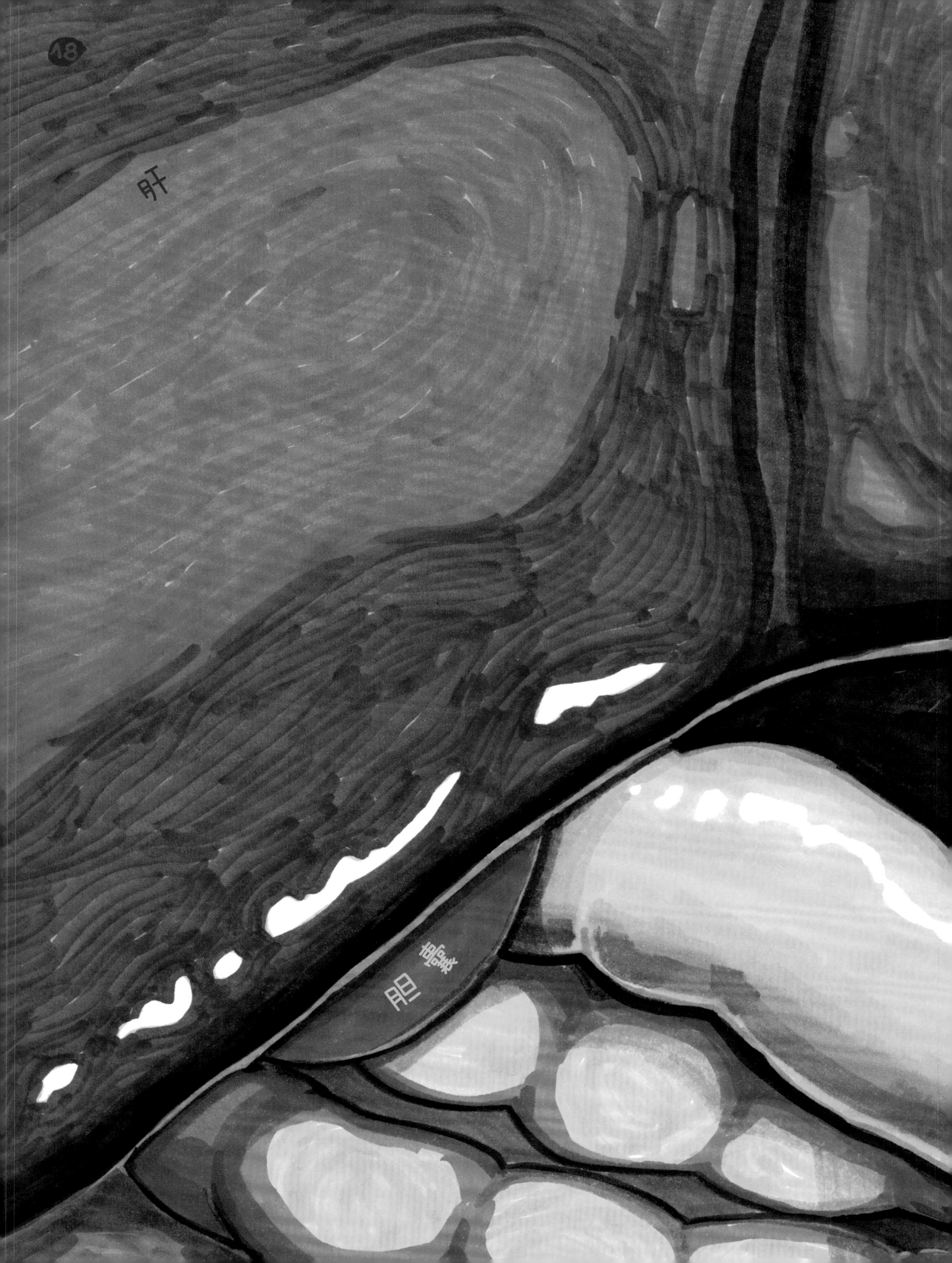
肝
胆囊

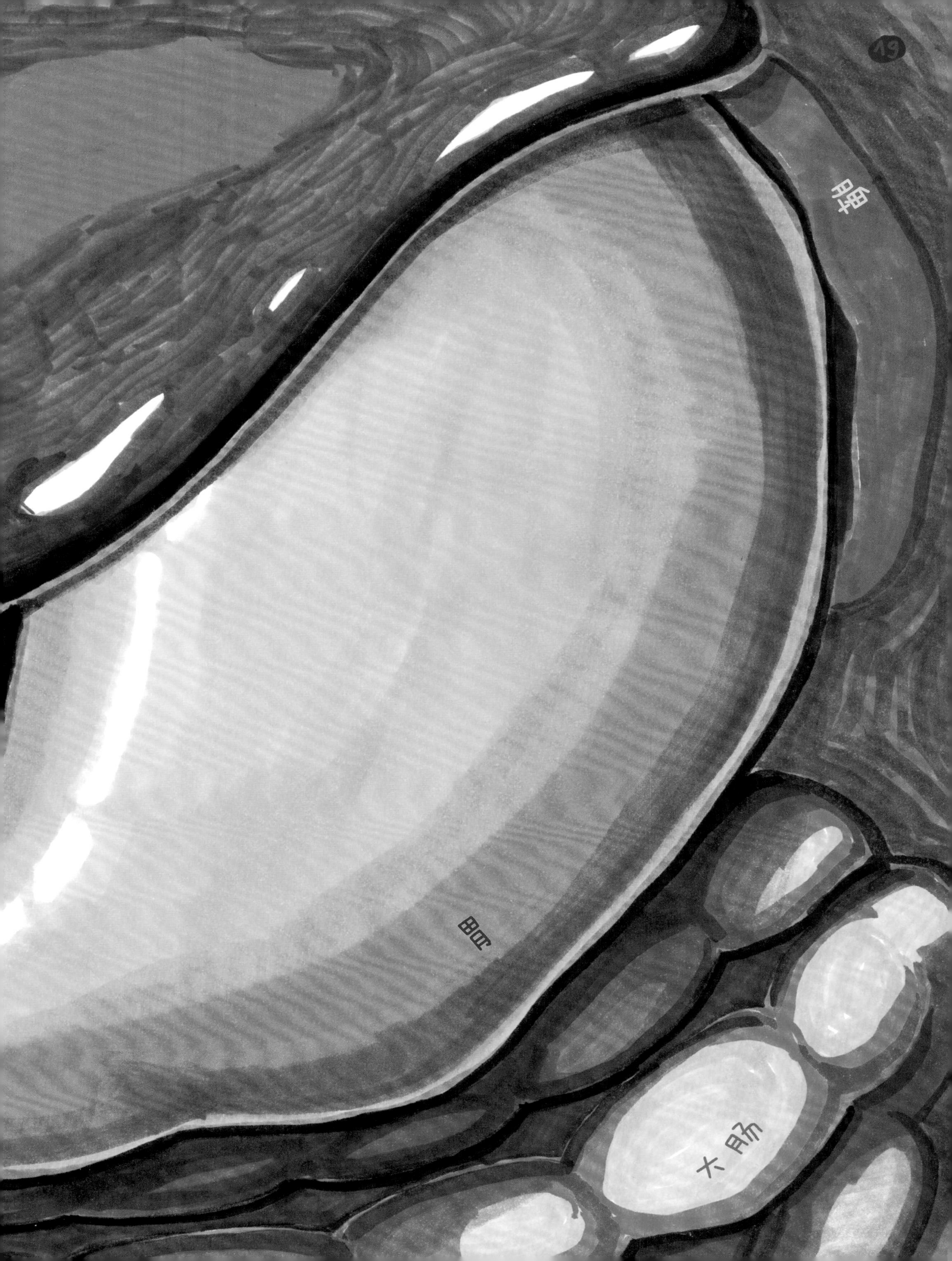
脾
胃
大肠

装着酸液的袋子

食物被咬碎、浸湿后，会经过食道来到胃部。分布在胃壁里的腺体可以制造胃蛋白酶原与盐酸。胃蛋白酶原碰上盐酸时，会变成新的属性，因此可以把复杂的蛋白质*分解成比较简单的化学物质。盐酸不仅可以参与消化的过程，也会杀死身体里不受欢迎的微生物。

*蛋白质是一种对人体器官非常有用的聚合物，肉、大麦、蛋、核桃、四季豆、牛奶和奶酪里，有非常丰富的蛋白质。在第22页里，你可以了解更多关于蛋白质的知识。

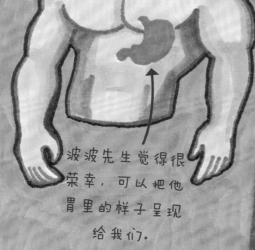

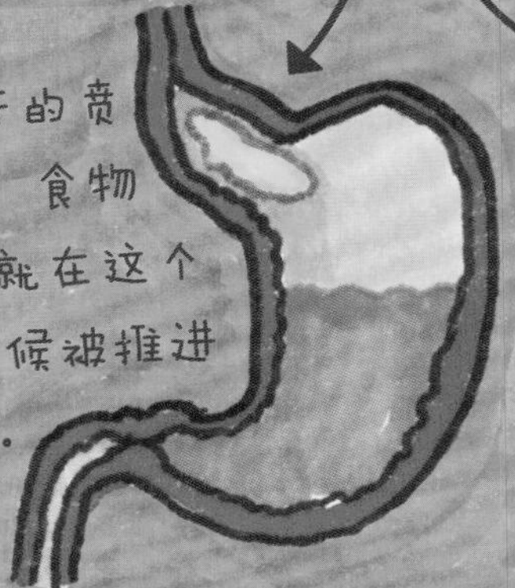
贲门把食道和胃彻底隔开，要是少了这个开关，敏感的食道壁就会消化液破
打开的贲门：食物就在这个时候被推进胃里。

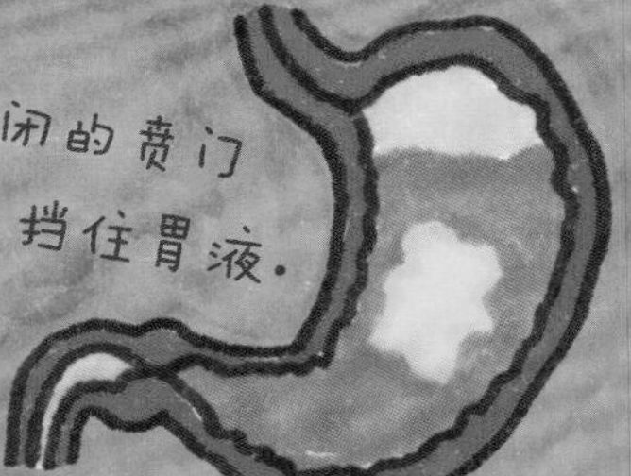
关闭的贲门可以挡住胃液。

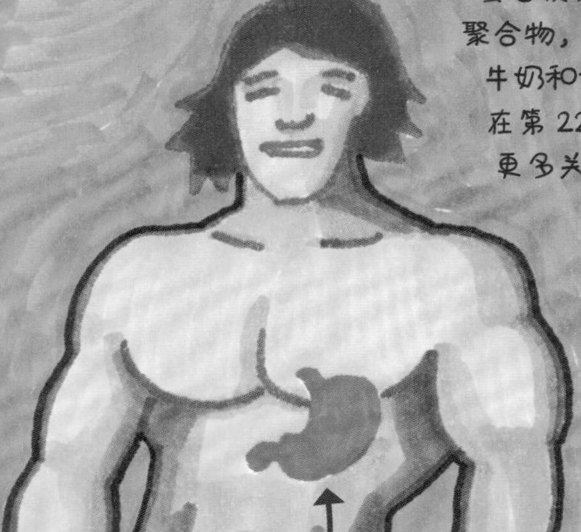
波波先生觉得很荣幸，可以把他胃里的样子呈现给我们。

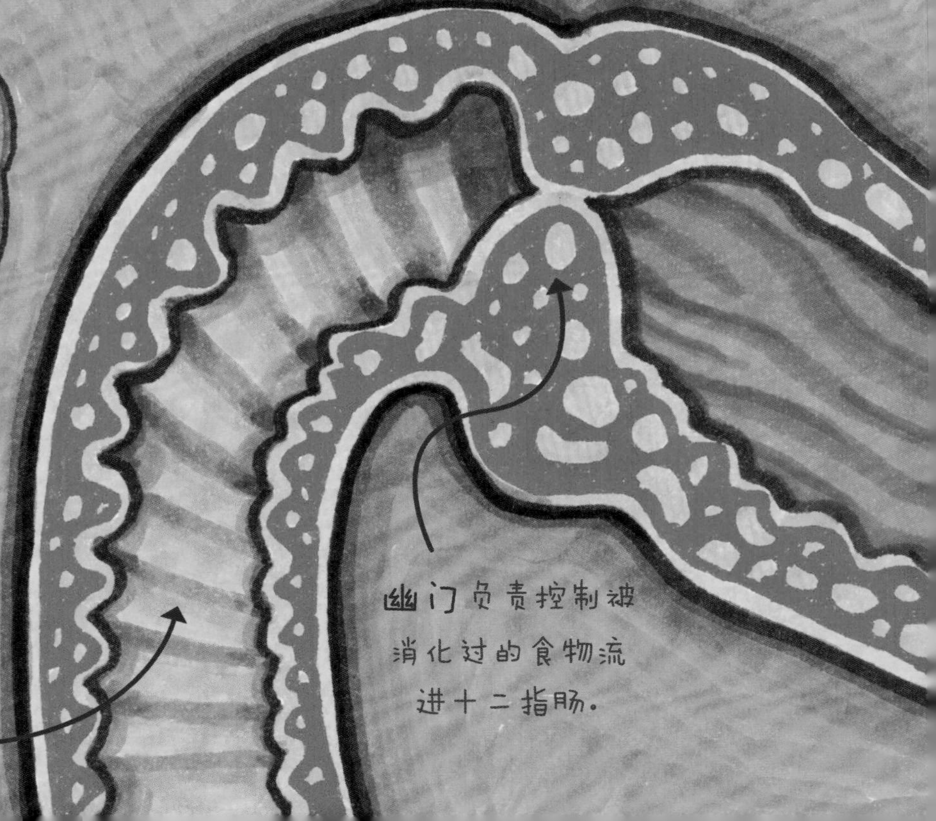
十二指肠
幽门负责控制被消化过的食物流进十二指肠。

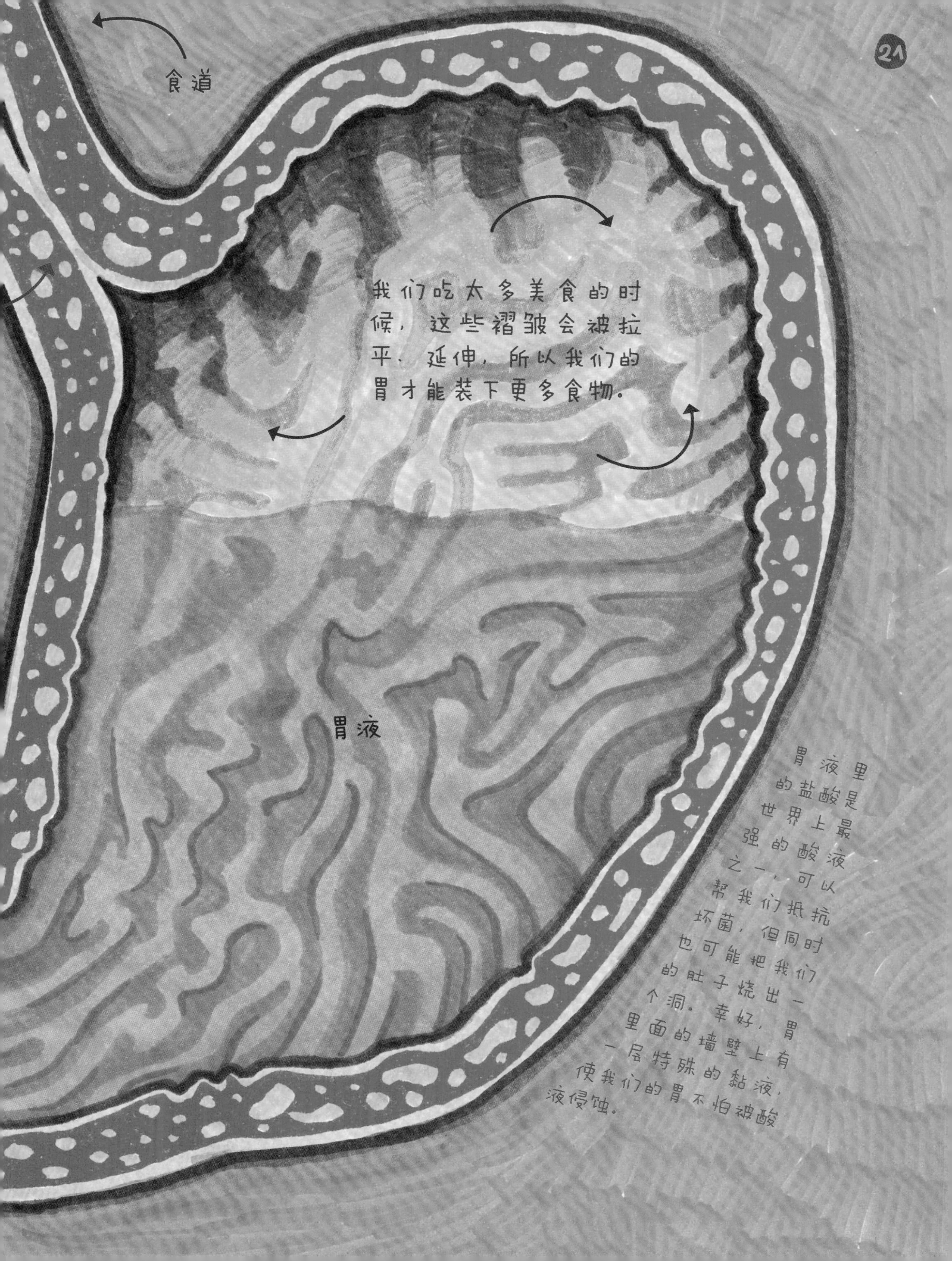

我们吃太多美食的时候，这些褶皱会被拉平、延伸，所以我们的胃才能装下更多食物。

胃液里的盐酸是世界上最强的酸液之一，可以帮我们抵抗坏菌，但同时也可能把我们的肚子烧出一个洞。幸好，胃里面的墙壁上有一层特殊的黏液，使我们的胃不怕被酸液侵蚀。

波波先生喜欢这一样

蛋白质是由一种被叫作氨基酸的物质组成的。我们的身体没办法直接利用食物里的蛋白质，所以要把它打散成氨基酸，再重新组合，制造出身体所需要的东西。这是一种宝贵的技能，因为蛋白质的种类非常多，而每一种的功能都不一样。

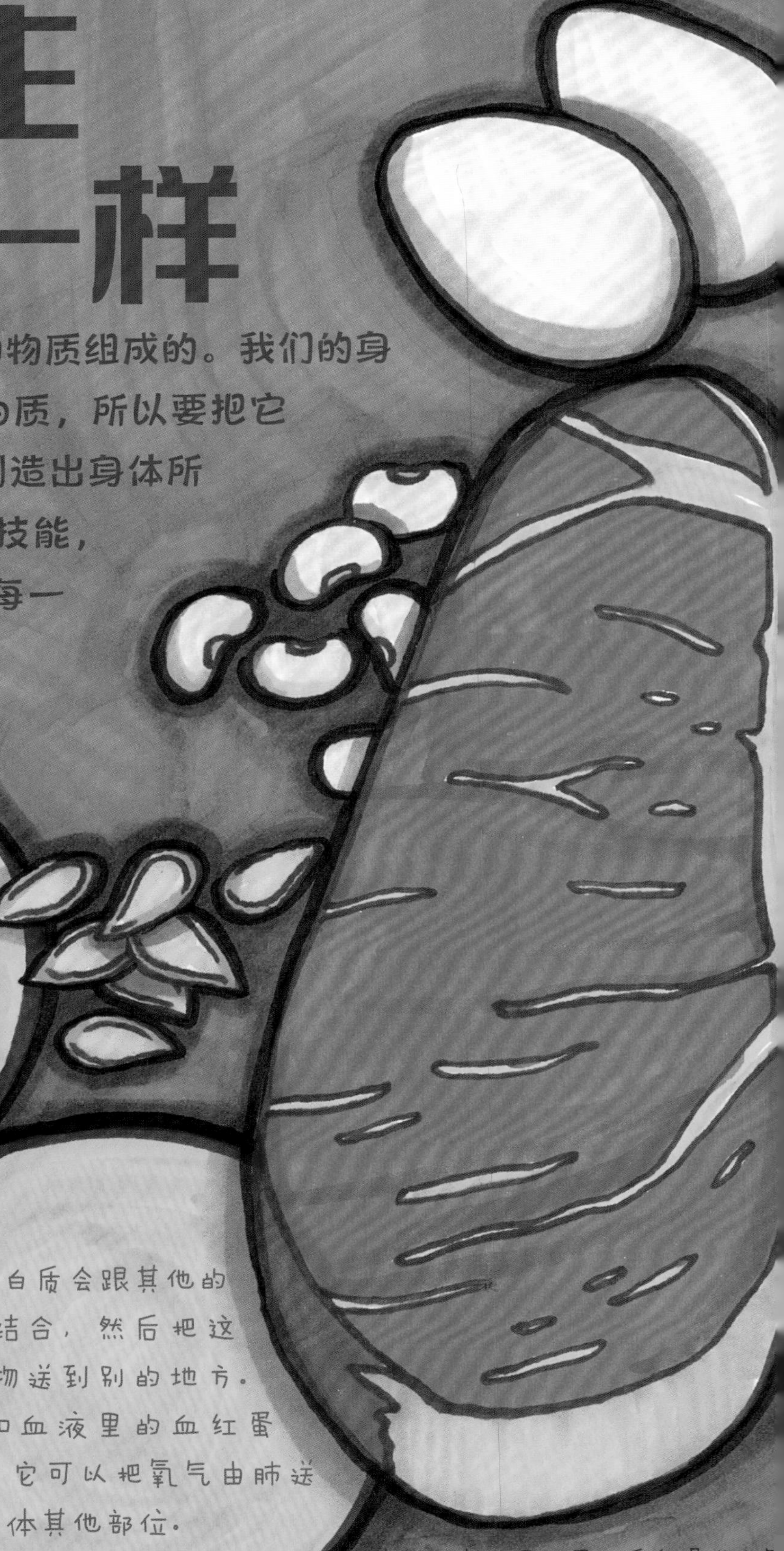

抗体是蛋白质的一种，可以分辨出坏菌和其他让人生病的物质，我们的健康就是由抗体来守卫的。

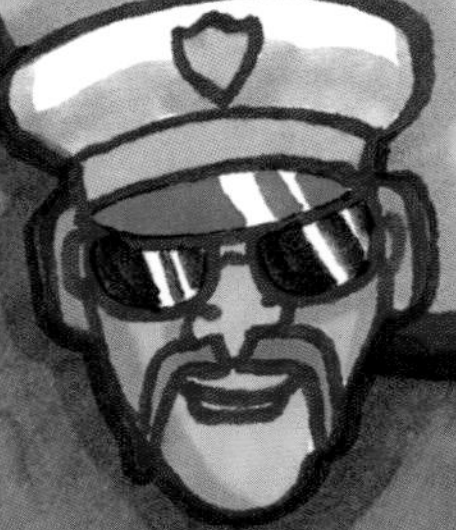

有些蛋白质会跟其他的化合物结合，然后把这些聚合物送到别的地方。比如血液里的血红蛋白，它可以把氧气由肺送到身体其他部位。

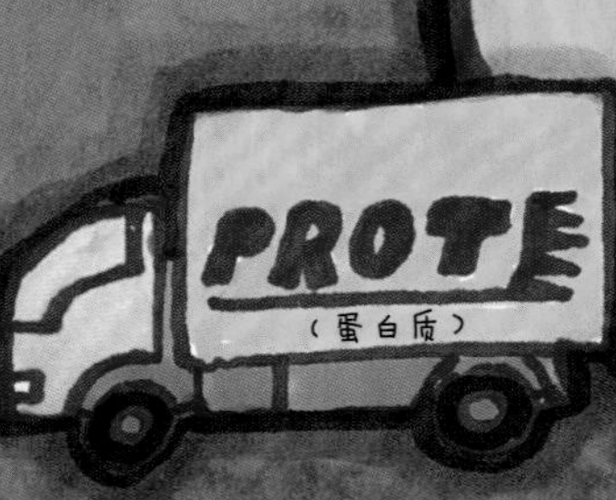

植物里的蛋白质所提供的
基酸，和动物性蛋白质一样。
以如果你不想吃肉、蛋和奶类，就
须吃很多豆类、坚果和谷物。

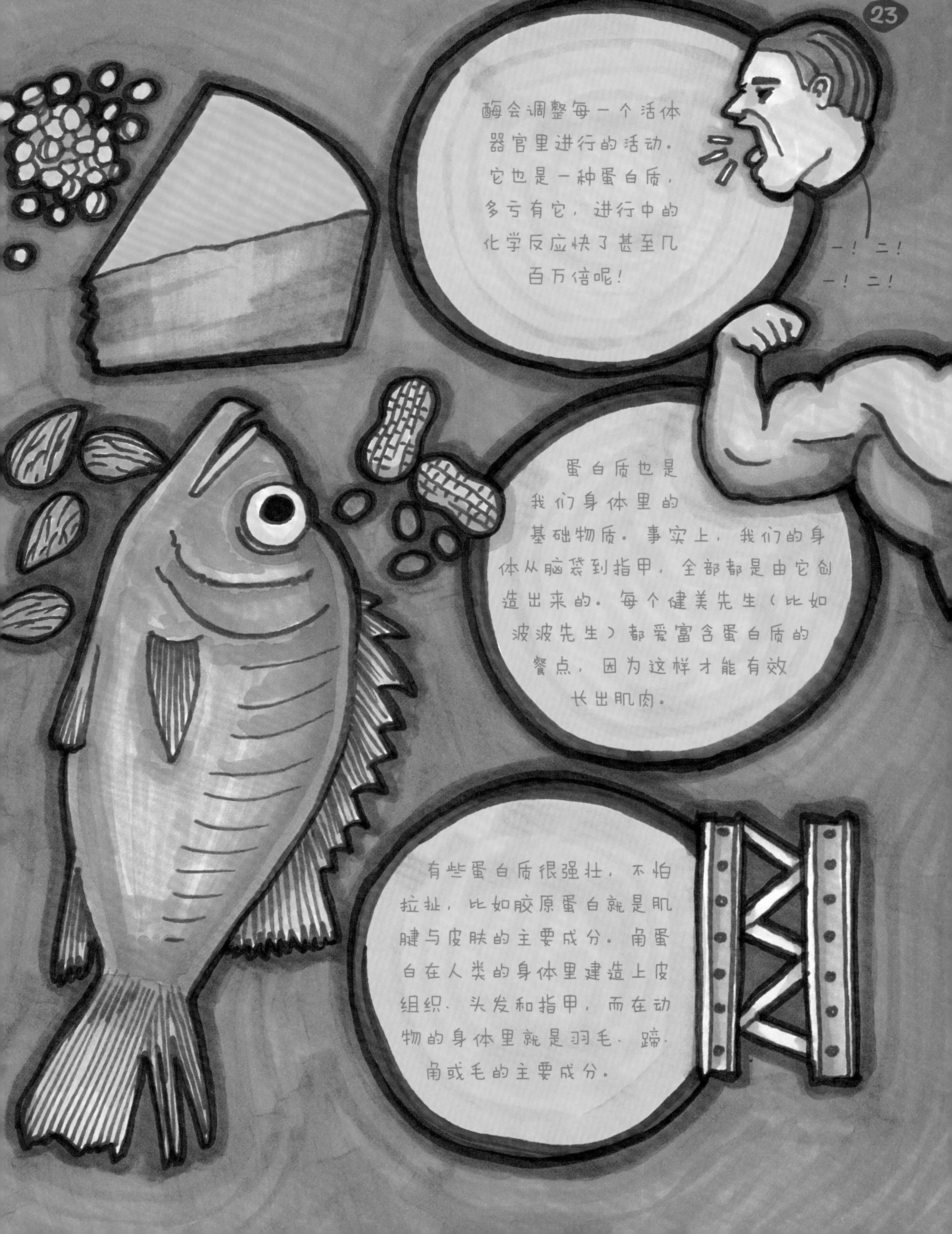
酶会调整每一个活体器官里进行的活动。它也是一种蛋白质，多亏有它，进行中的化学反应快了甚至几百万倍呢！
一！二！
一！二！
蛋白质也是我们身体里的基础物质。事实上，我们的身体从脑袋到指甲，全部都是由它创造出来的。每个健美先生（比如波波先生）都爱富含蛋白质的餐点，因为这样才能有效长出肌肉。
有些蛋白质很强壮，不怕拉扯，比如胶原蛋白就是肌腱与皮肤的主要成分。角蛋白在人类的身体里建造上皮组织、头发和指甲，而在动物的身体里就是羽毛、蹄、角或毛的主要成分。

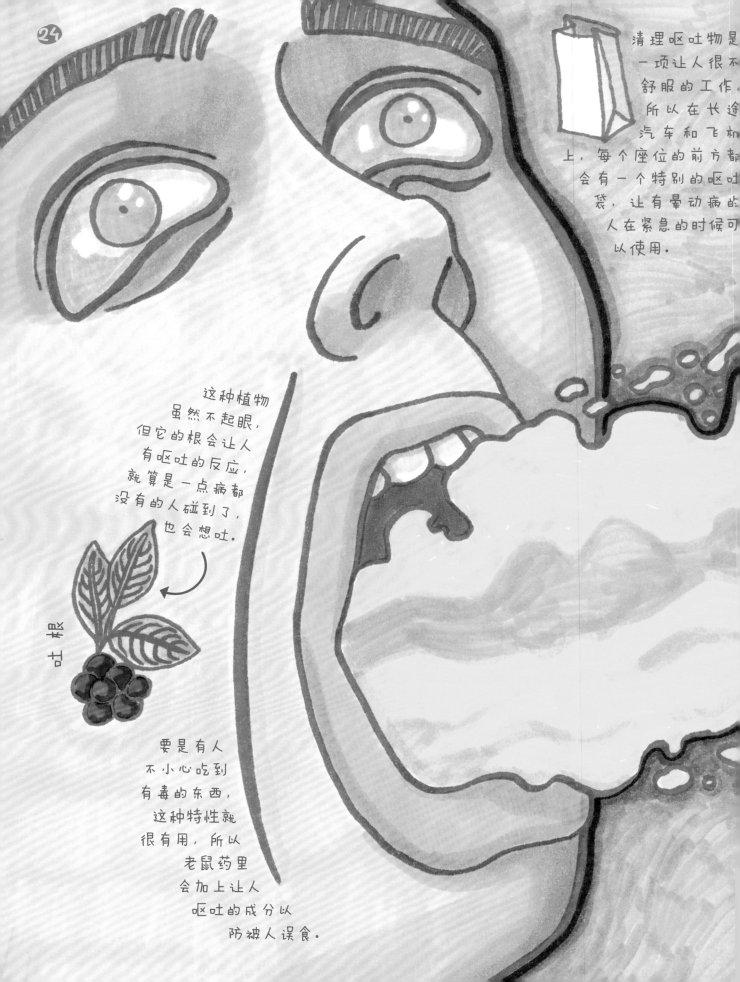

清理呕吐物是一项让人很不舒服的工作。所以在长途汽车和飞机上，每个座位的前方都会有一个特别的呕吐袋，让有晕动病的人在紧急的时候可以使用。

这种植物虽然不起眼，但它的根会让人有呕吐的反应，就算是一点病都没有的人碰到了，也会想吐。

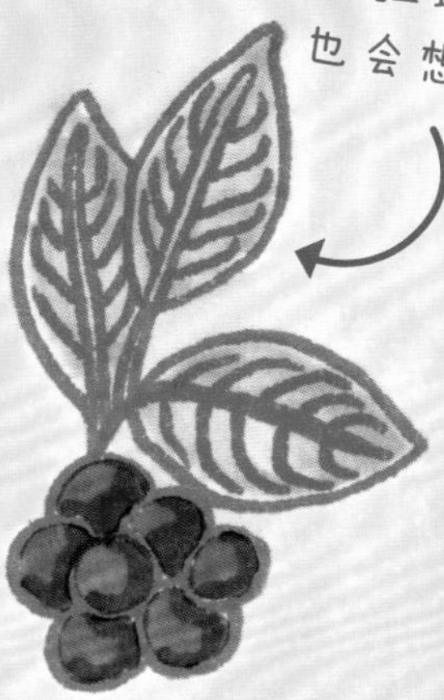

吐根

要是有人不小心吃到有毒的东西，这种特性就很有用，所以老鼠药里会加上让人呕吐的成分以防被人误食。

进去又出来

呕吐，是指胃里的东西从嘴巴里——有时候也从鼻子里——剧烈涌出来。造成呕吐反应的原因有很多，有时候是生重病的征兆，然而最常见的原因是，我们的身体需要把有害物质排出来。

在造成呕吐的原因里，有一种叫晕动病，我们在搭乘公交车的时候，就可能出现这种症状：在感觉到的运动与眼睛所看见的事物不相符时，有些人的大脑会无法处理这样的情况，因而感觉恶心想吐。

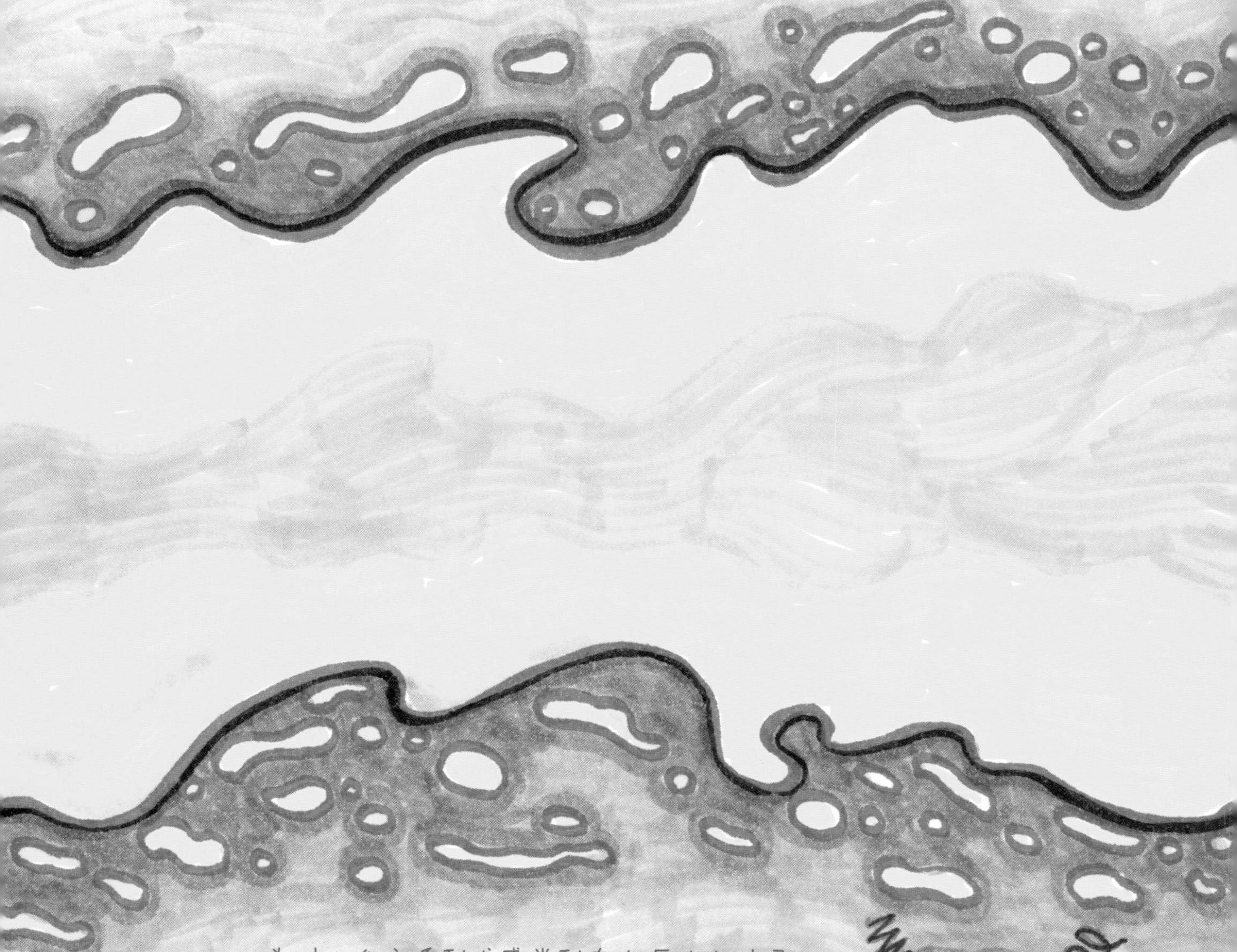

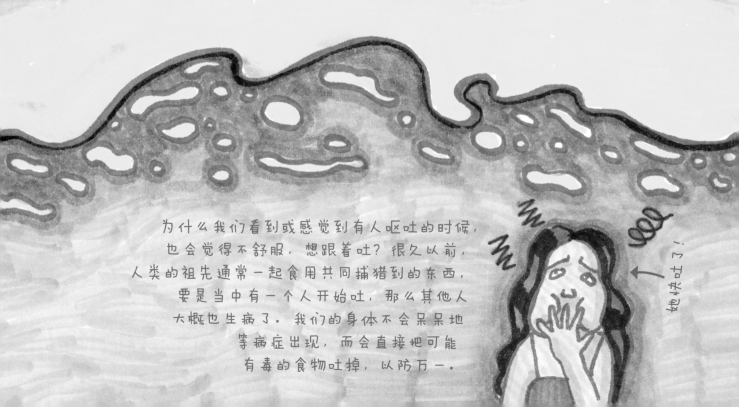

为什么我们看到或感觉到有人呕吐的时候，也会觉得不舒服，想跟着吐？很久以前，人类的祖先通常一起食用共同捕猎到的东西，要是当中有一个人开始吐，那么其他人大概也生病了。我们的身体不会呆呆地等病症出现，而会直接把可能有毒的食物吐掉，以防万一。

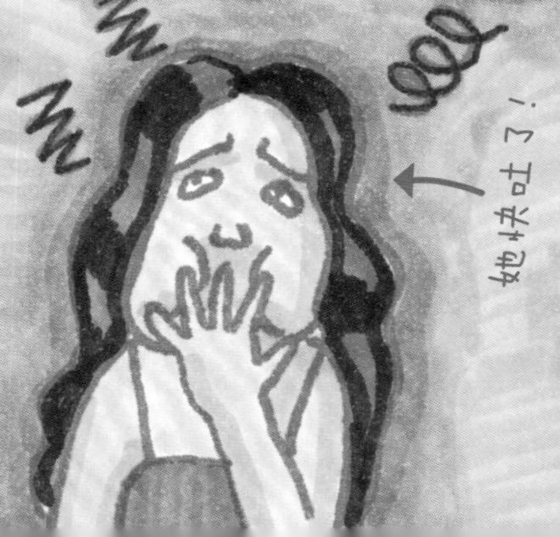

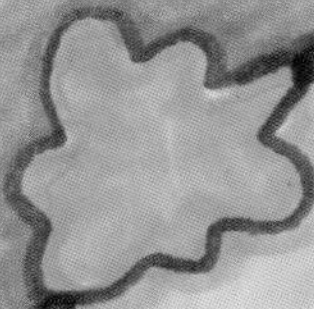

从胃里出来的
食物都沾满具有
腐蚀性的酸液，
因此胰脏会制造
一种液体来中和酸液，
以防我们的肠子
被灼伤。

你可以在第 38
页找到更多关
于胰脏的数据。

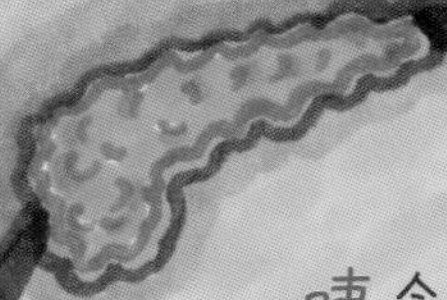

胰会制造消化液，
里面含有三种消化酶——
分解糖分的淀粉酶、
能消化脂肪的
脂酶，以及把蛋白质
转化为氨基酸的
胰蛋白酶。

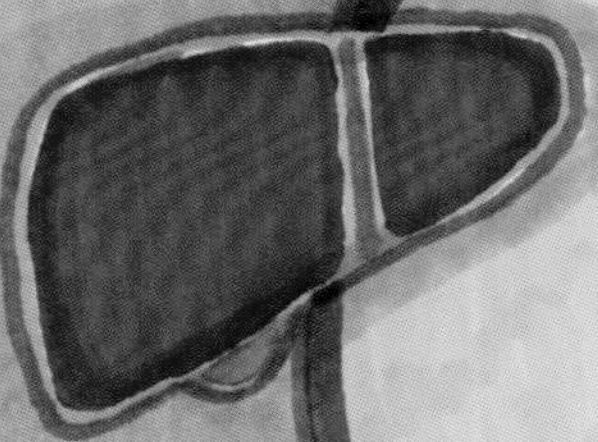

肝制造出来的胆汁会
把脂肪打散成一小滴、
一小滴。少了它，
胰液里的脂酶可没办法
靠自己的力量把脂肪
拆成较小的聚合物。
你可以在第 34 页找到
更多关于胆汁的知识。

你可以在
第 28–33 页，
找到更多关于
肝的数据。

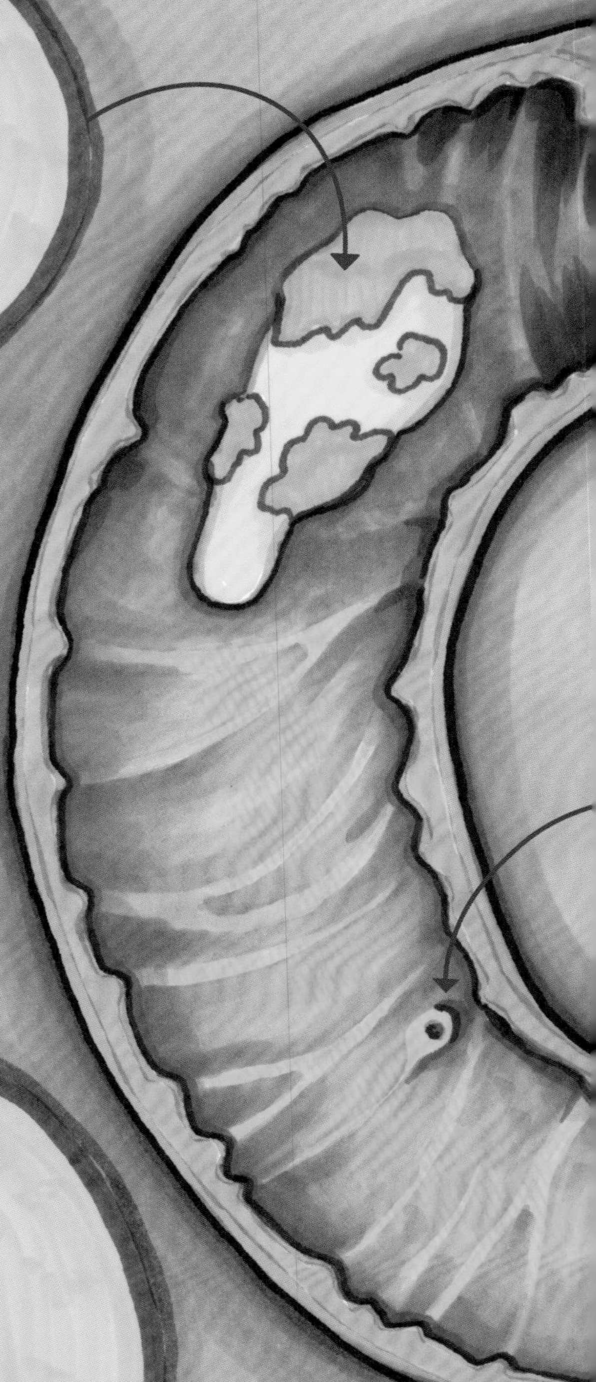

就像波波先生展示的那
样，十二指肠的样子像
一座倒着的小拱桥。

团结力量大

紧接在胃下方的就是十二指肠*，
这一条 25 厘米长的管子是小肠的开端。
进入十二指肠的不只有胃里的食物，
还有胰脏和肝脏制造出来的液体。
食物在这个阶段里，看起来跟几个小时之前被
放进嘴里时的完全不一样。
这个阶段的食物只是一种软乎乎、颜色单一、
简单又易吸收的东西。

* 2300 年前，希腊医生希罗菲卢斯就已提过十二指肠的概念，
他用手指头量出这一段肠子的长度是十二个指头宽，
就想出了“十二指肠”这个名称。

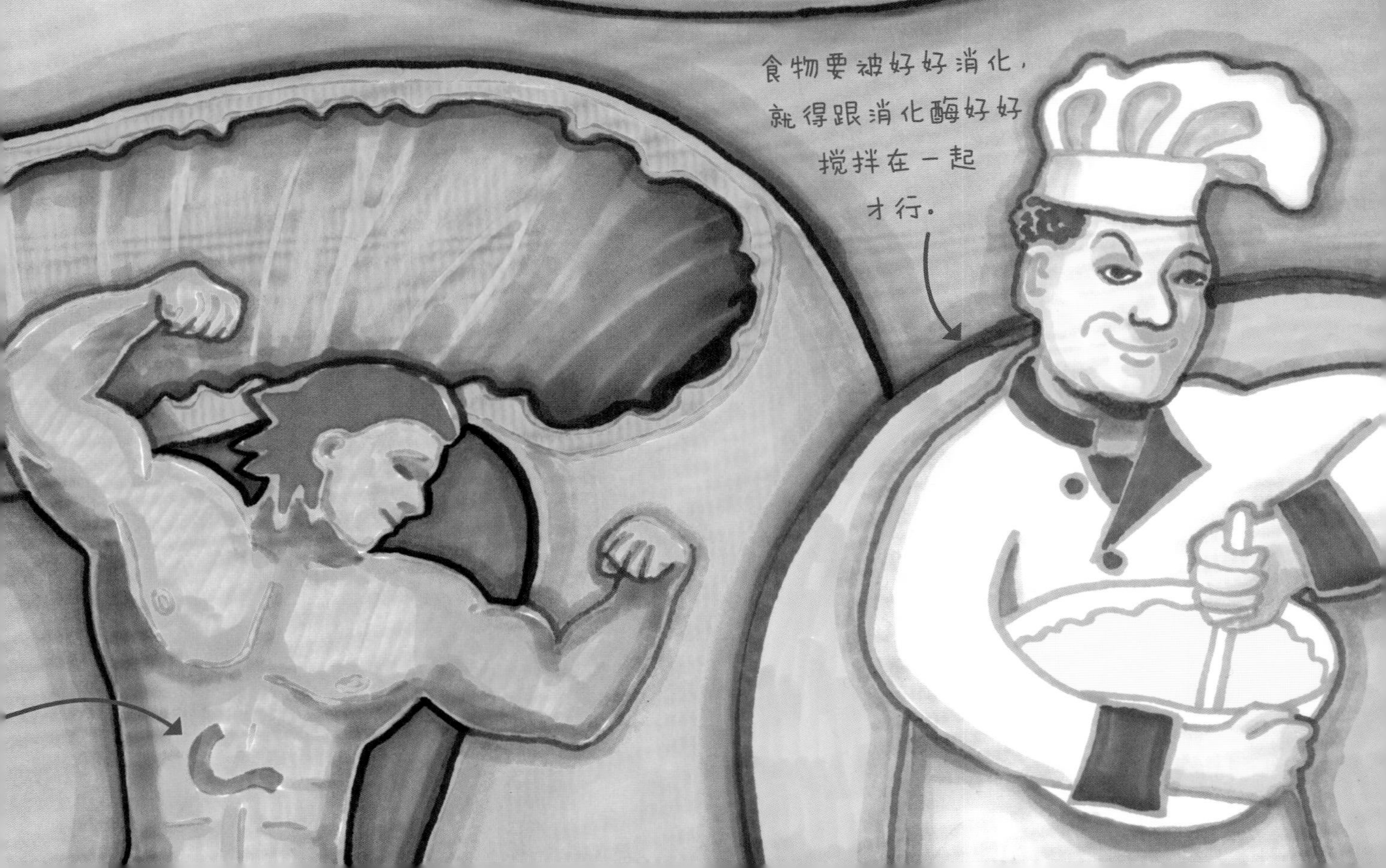
胰液与胆汁
从这个小洞
流进来.
食物要被好好消化，
就得跟消化酶好好
搅拌在一起
才行.

无可取代

1. 功能介绍在第 30–31 页哦……

2. 科学家可以造出很多东西，比如一颗人工心脏。不过，肝可是很复杂的器官呢。

肝是我们身体里最重要的器官之一。它负责的功能[1]很多，直到现在，都还没办法用任何东西取代[2]它。肝的里面看起来像插满很多根小管子的海绵，而这块海绵是人体里唯一可以自己重建的器官。还有，我们如果少了一部分的肝，还是可以继续活下去。如果人的肝脏生病了，医生可以把坏掉的部分切掉，剩下来的健康的部分会继续为身体工作。

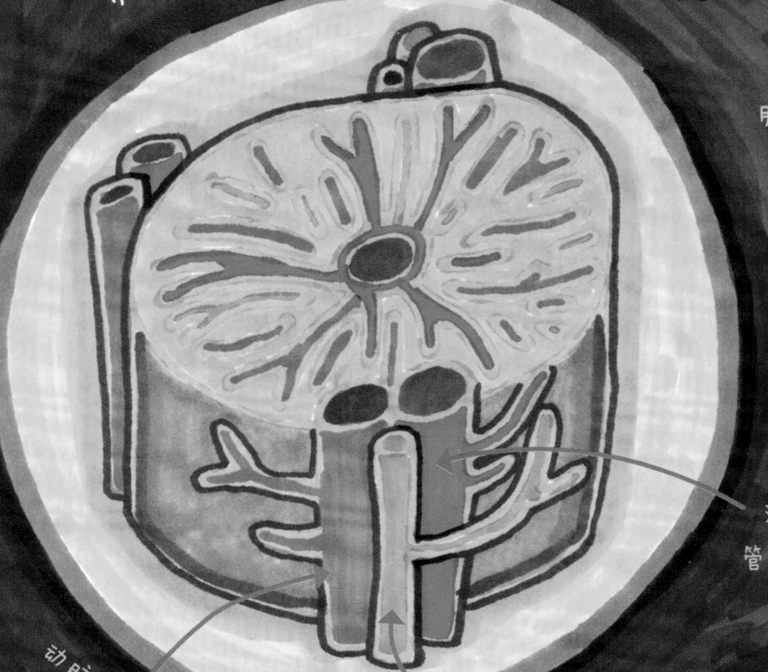
肝小叶
动脉会把充满氧气的血液送进来。
胆管

肝小叶像很多小积木，这些小积木堆积起来就变成肝了。聚集在胃里和肠子里的营养物质会在这里被吸收。

血液在胃和肠子里吸满营养后，会通过血管流进来。

胆囊

关于胆囊的介绍在第 36 页。

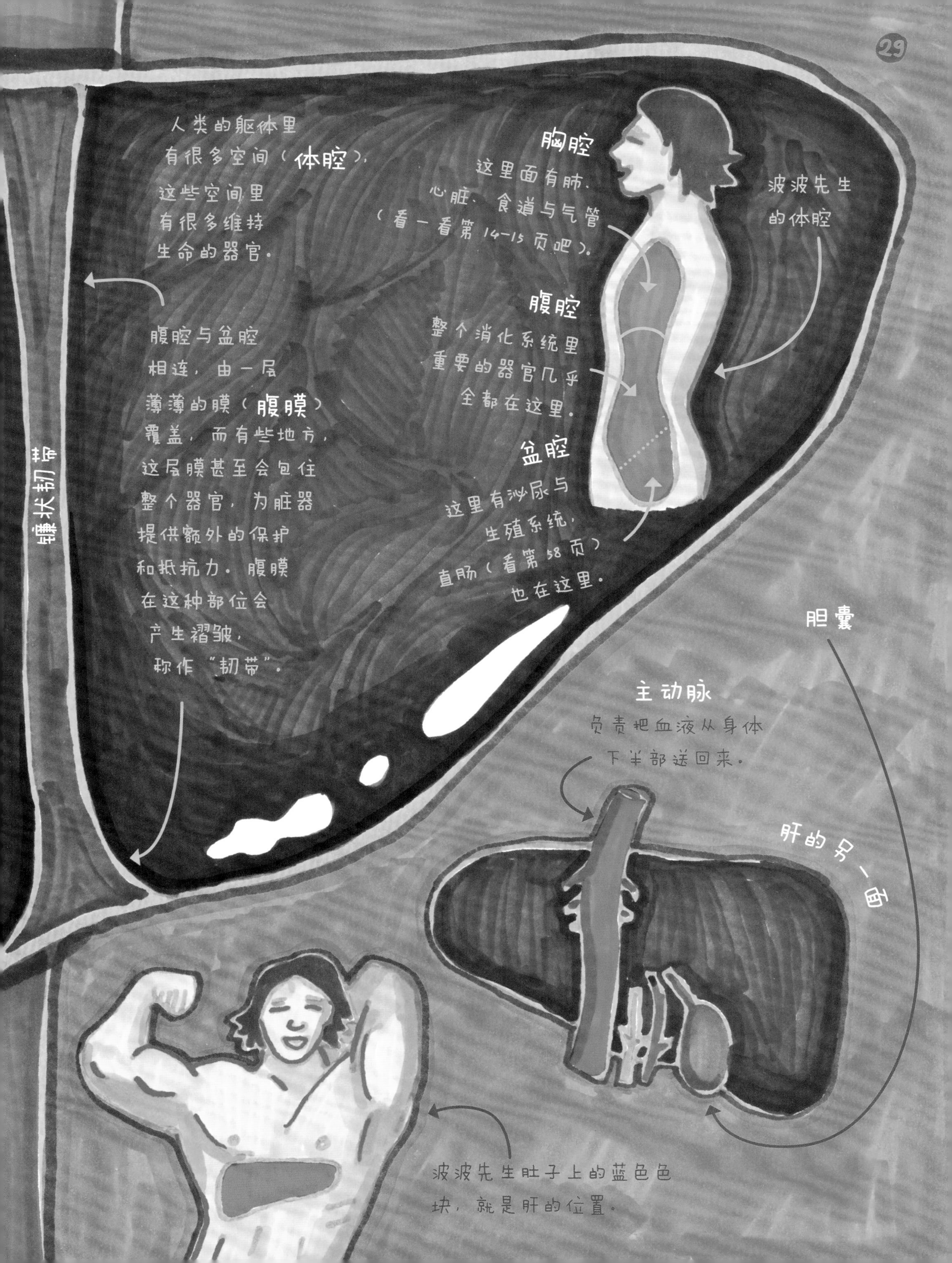
人类的躯体里有很多空间（体腔），这些空间里有很多维持生命的器官。
胸腔
这里面有肺、心脏、食道与气管（看一看第14–15页吧）。
波波先生的体腔
腹腔
整个消化系统里重要的器官几乎全都在这里。
盆腔
这里有泌尿与生殖系统，直肠（看第58页）也在这里。
腹腔与盆腔相连，由一层薄薄的膜（腹膜）覆盖，而有些地方，这层膜甚至会包住整个器官，为脏器提供额外的保护和抵抗力。腹膜在这种部位会产生褶皱，称作“韧带”。
镰状韧带
胆囊
主动脉
负责把血液从身体下半部送回来。
肝的另一面
波波先生肚子上的蓝色色块，就是肝的位置。

一天到晚

肝有许多任务，所以一直都很忙。我们可以把它最重要的功能分成四组。

合成

也就是把比较简单的元素，组合成新的东西。我们可以把它想成是用砖头一块一块把房子盖起来的过程。

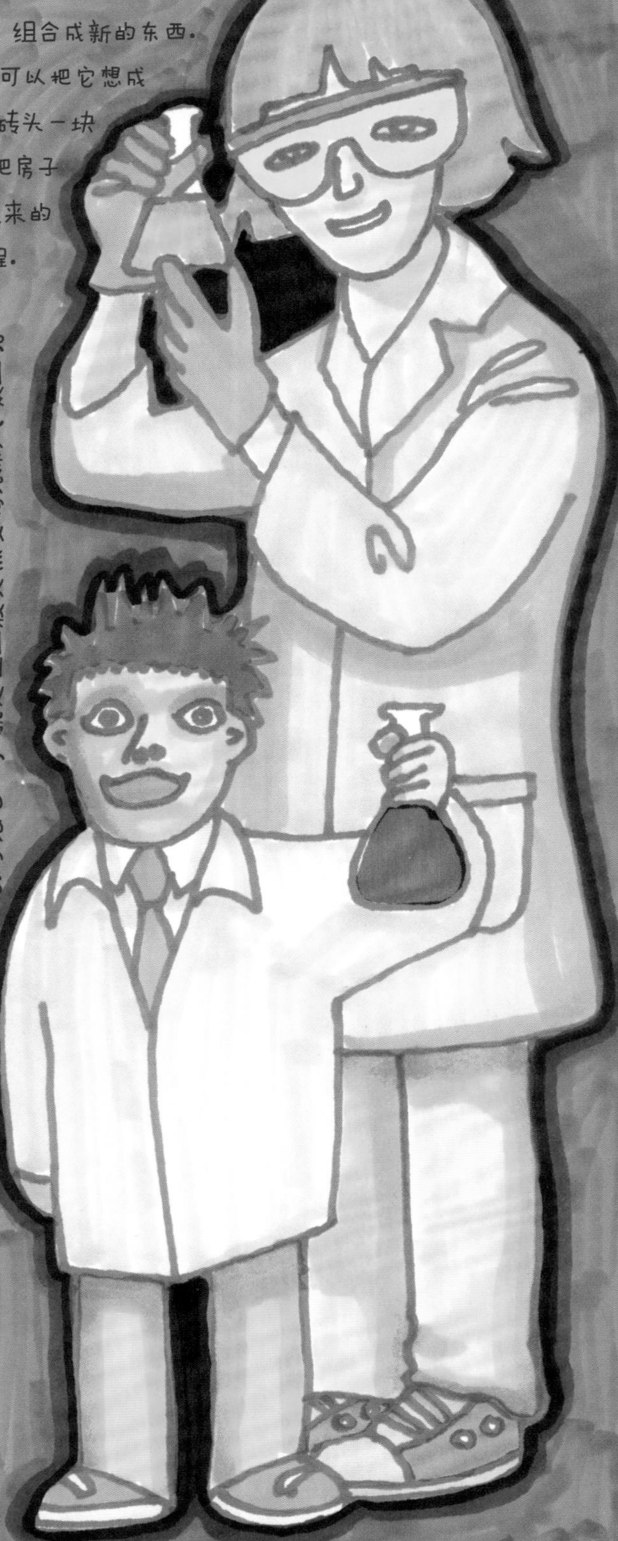

肝会制造胆汁、消化酶[1]和凝血[2]过程中所需的物质，以及其他许多化合物。

储存

肝会从由肠子流回来的血液里收集铁、糖和维生素。

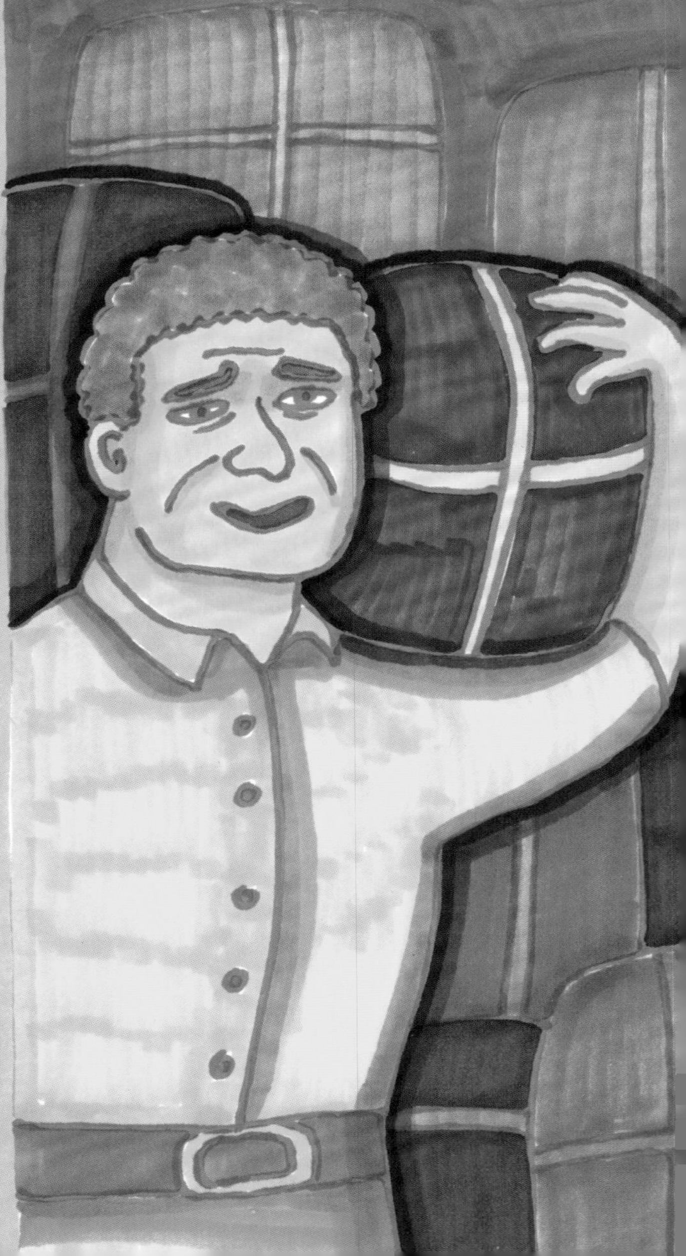

1. 消化酶会加快化学反应的进程。
2. 当你受伤时，身体会努力让伤口愈合，而身体作用的方法之一，就是让血液突然变得浓稠（凝血）。

忙不停

过滤与清洁

有时，血液里可能会出现毒素，幸好肝可以把这些毒素找出来，并把它们变成无害的物质。

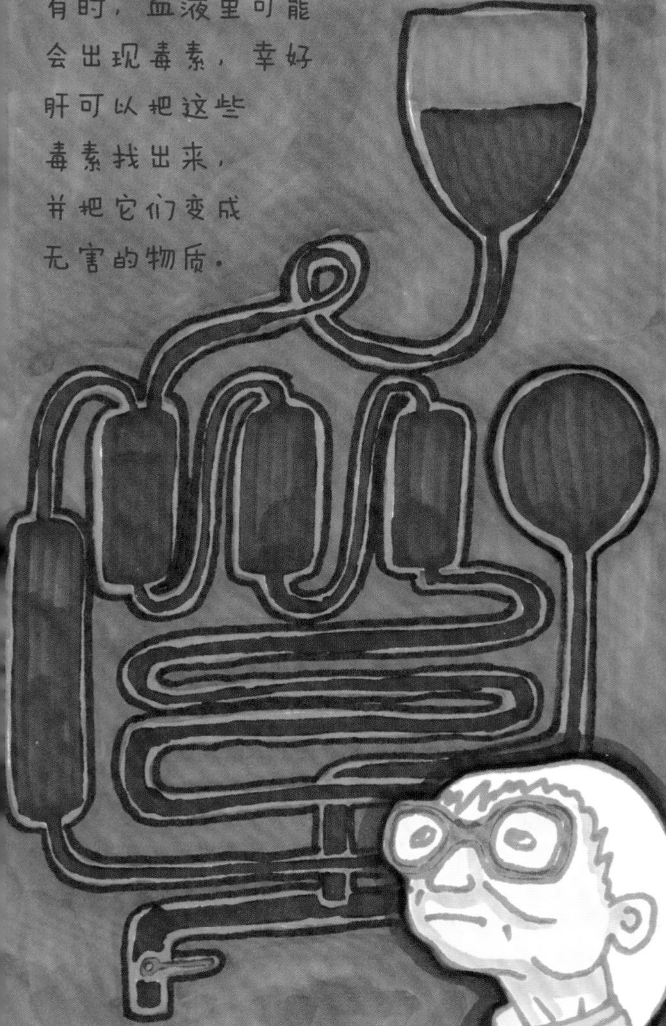

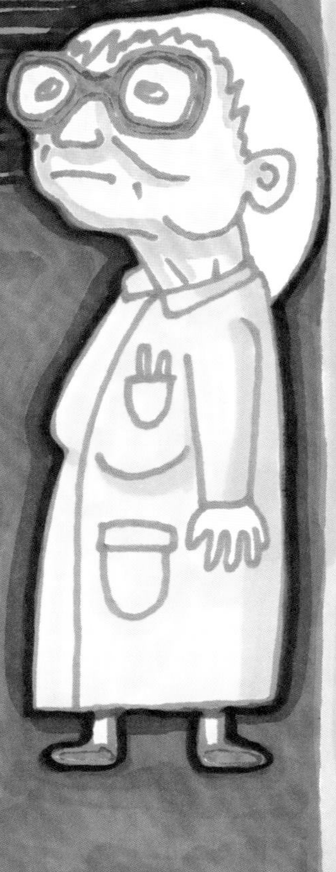

肝是我们的私人加热器，可以让通过肝小叶血管的每一滴血都升温1℃。

处理

有些物质对我们的身体来说太过复杂，想利用这些物质，就得把它们变成另一种东西，用糖类的处理来举例：肝可以把牛奶里的半乳糖重新组合成葡萄糖，这样就可以马上把它溶解到血液里，或者储存起来，以备不时之需。

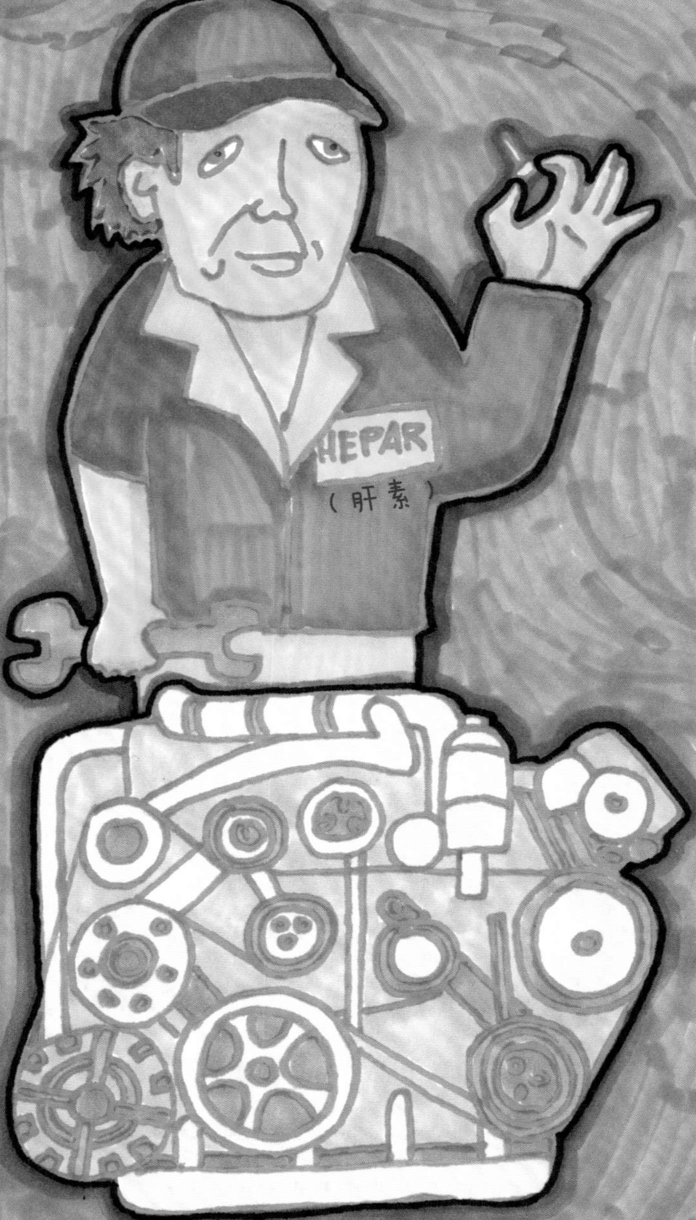

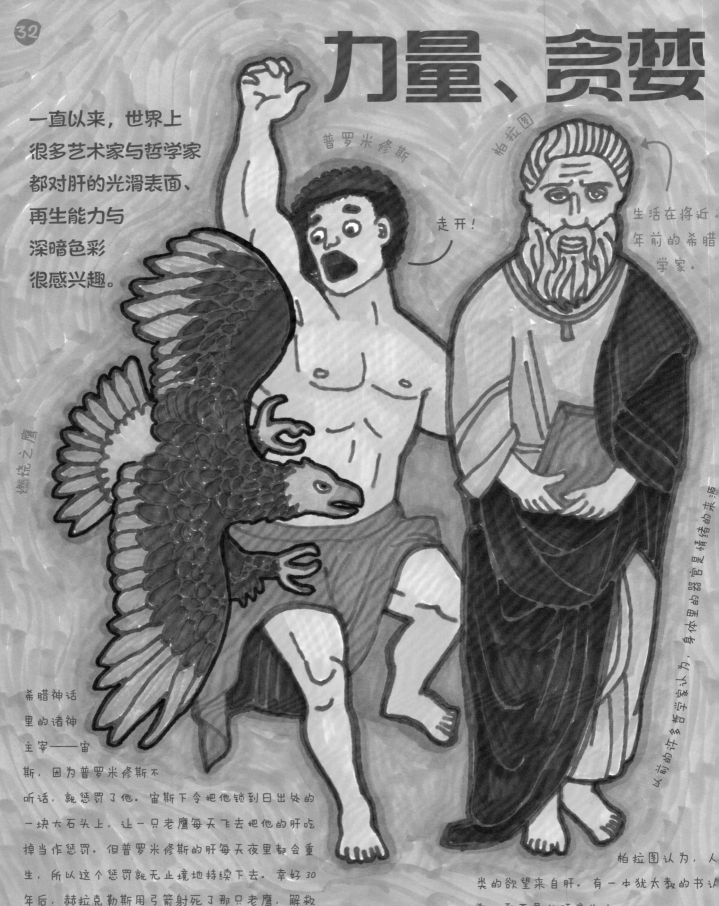

力量、贪婪

一直以来，世界上很多艺术家与哲学家都对肝的光滑表面、再生能力与深暗色彩很感兴趣。

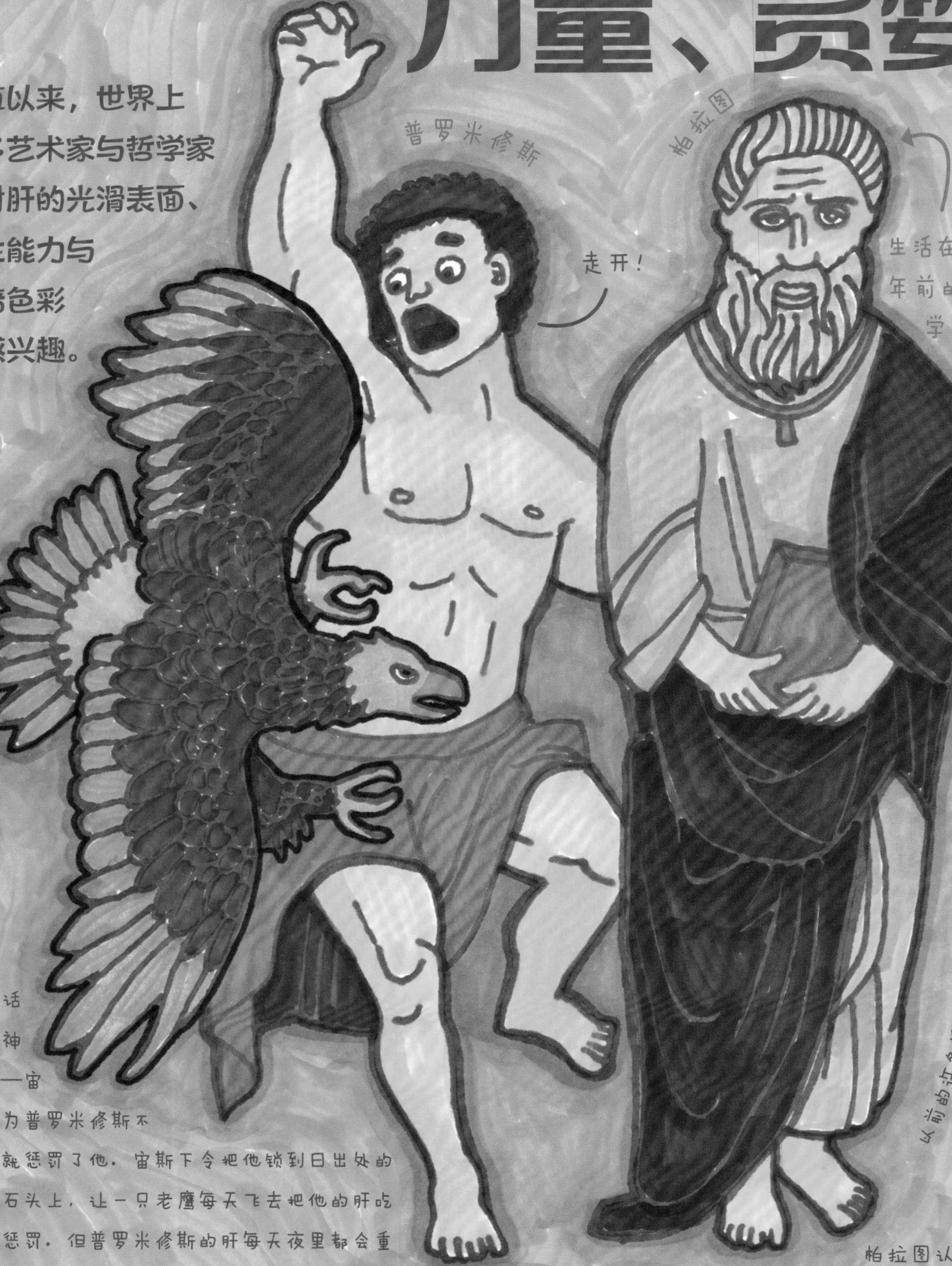
普罗米修斯
走开！
柏拉图
生活在将近
年前的希腊
学家.
燃烧之鹰
从前的许多哲学家认为，身体里的器官是情绪的来源

希腊神话里的诸神主宰——宙斯，因为普罗米修斯不听话，就惩罚了他。宙斯下令把他锁到日出处的一块大石头上，让一只老鹰每天飞去把他的肝吃掉当作惩罚。但普罗米修斯的肝每天夜里都会重生，所以这个惩罚就无止境地持续下去。幸好30年后，赫拉克勒斯用弓箭射死了那只老鹰，解救了可怜的普罗米修斯。

柏拉图认为，人类的欲望来自肝。有一本犹太教的书认为，邪恶是从肝产生的。

和勇气

在某些古老的文化里，
吃掉敌人的肝，
代表着接收了敌人的勇气。

在祖鲁语里，
"isibindi" 这个词
同时代表了肝与勇气。

这位先生是个印度人，
他会说印地语。

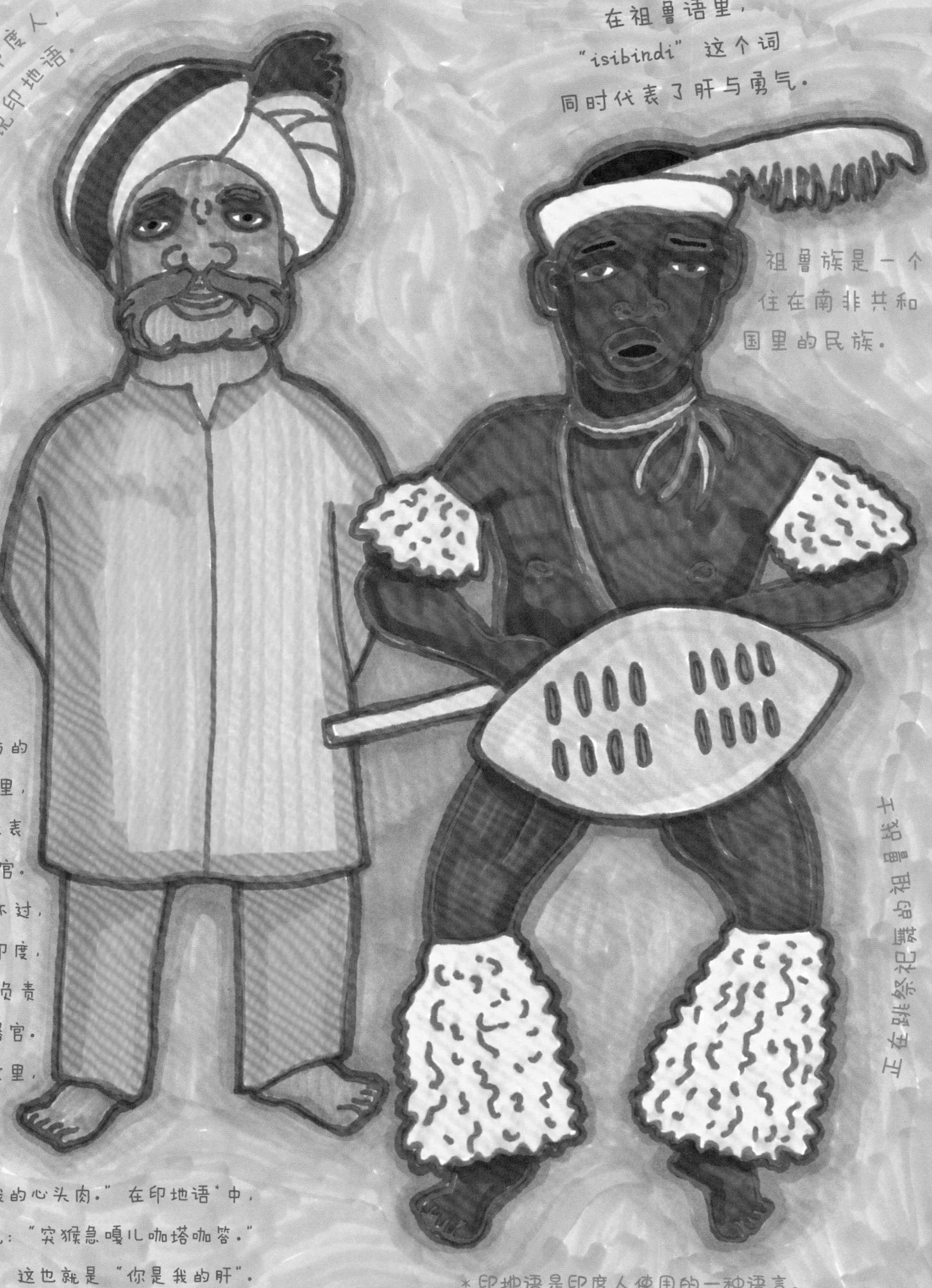

祖鲁族是一个
住在南非共和
国里的民族。

正在跳祭祀舞的祖鲁战士

在西方的
文化里，
心脏是代表
爱的器官。
不过，
在印度，
肝才是负责
恋爱的器官。
在英文里，
人们可以
说："你是
我的心头肉。"在印地语*中，
人们会说："突猴急嘎儿咖塔咖答。"
这也就是"你是我的肝"。

*印地语是印度人使用的一种语言。

关于脂肪，有一件事你该知道——它很难跟其他东西混合。水不能溶解脂肪，所以要把盘子洗干净，我们就得用洗洁精。人体消化食物的时候也是一样，要是我们吃了某种油腻的东西，身体就需要胆汁的帮忙。胆汁就像洗洁精，可以把脂肪打散成一小滴、一小滴。只有先把它变成这种小滴状，我们的身体才能进行下一个消化程序。幸好，肝无时无刻不在制造胆汁，所以我们偶尔可以放纵一下，吃个油滋滋的甜甜圈。

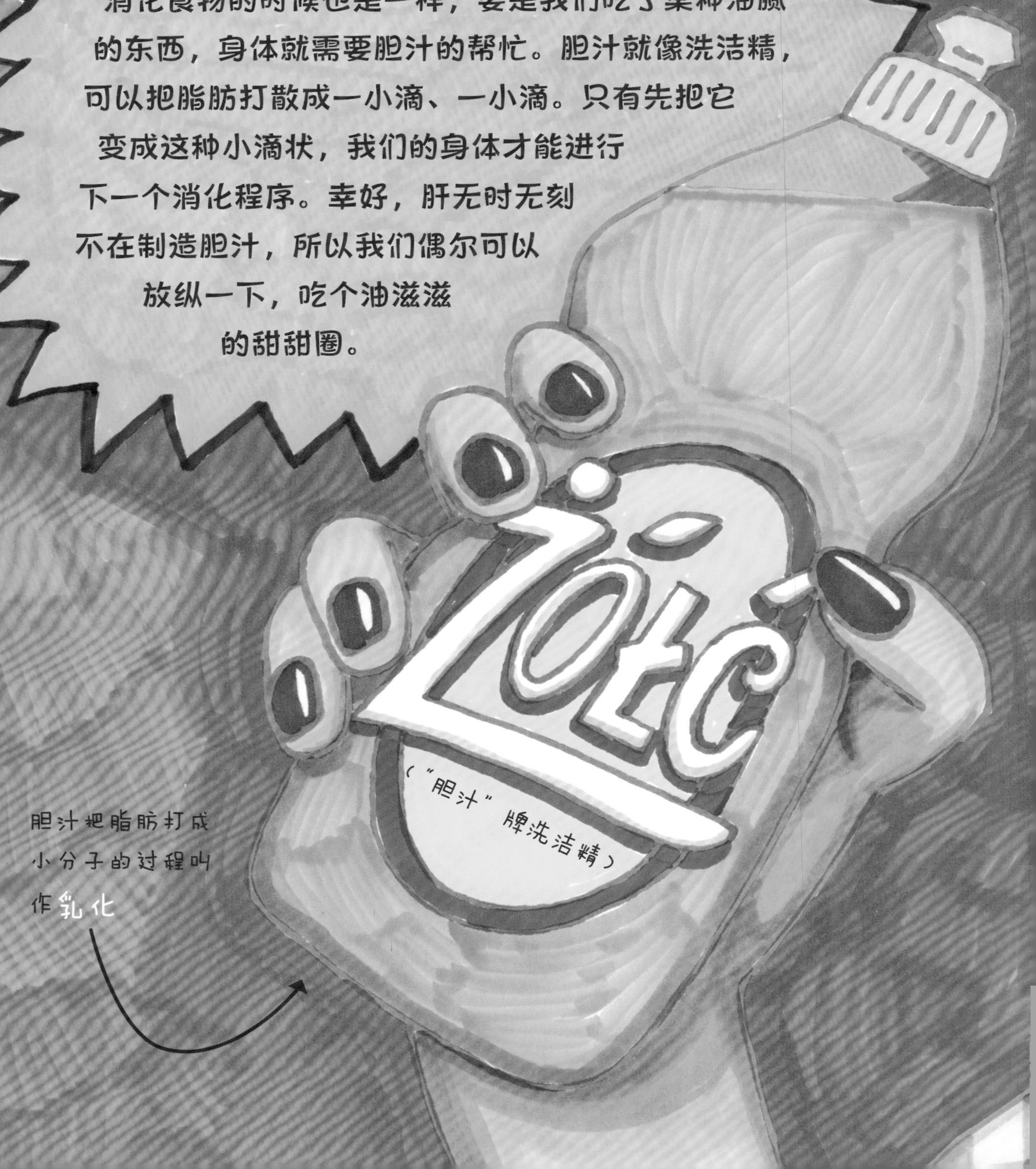
（“胆汁”牌洗洁精）
胆汁把脂肪打成小分子的过程叫作乳化

市面上最便宜

就像洗洁精一样

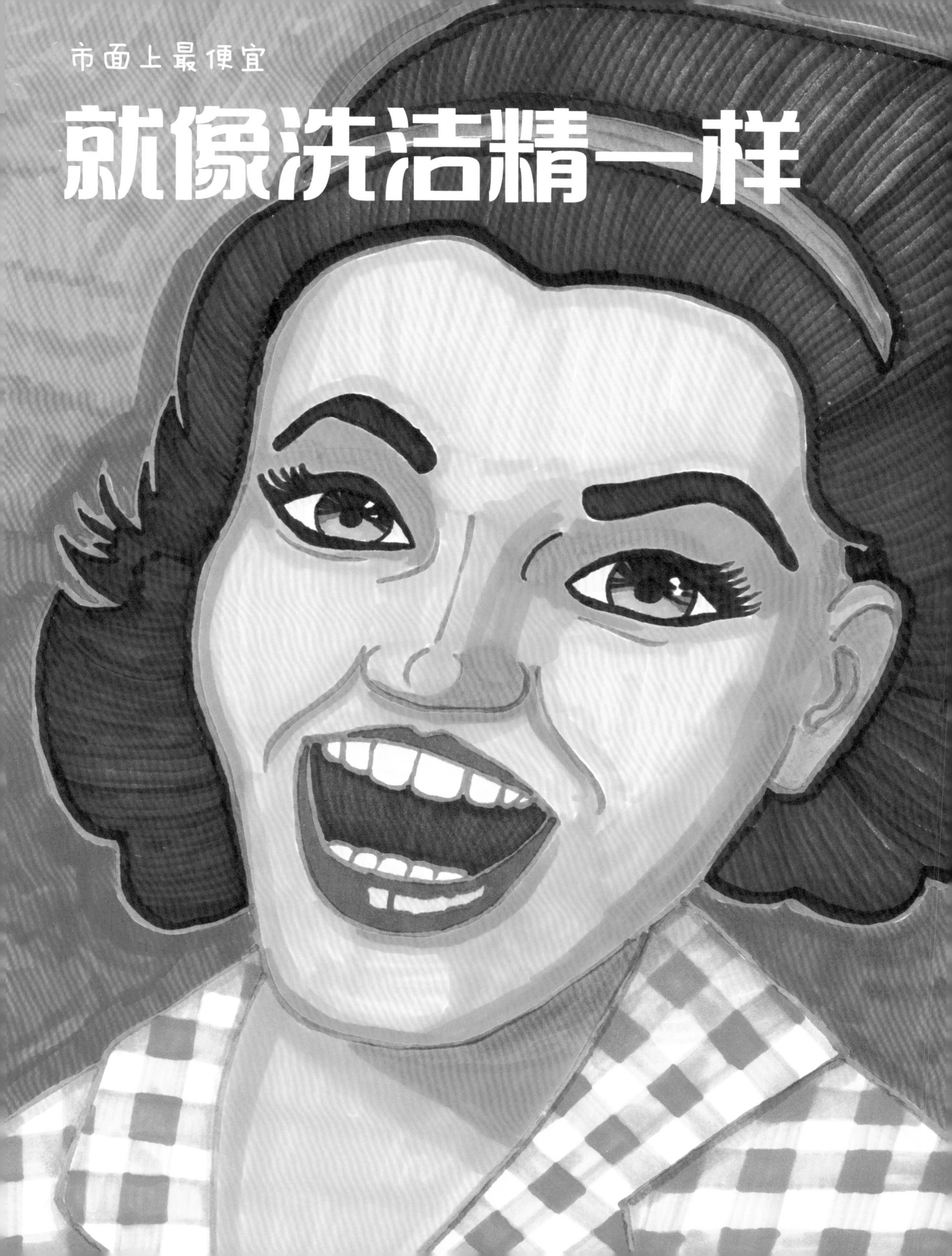

在一些特殊情况下，有些病人的胆囊或胆管里，可能会出现一些小石头。这种小石头一开始只是小小的硬块，然后一层一层慢慢累积变大，最后可以长到几厘米大。幸好，我们有很多方法可以把它们消除掉。

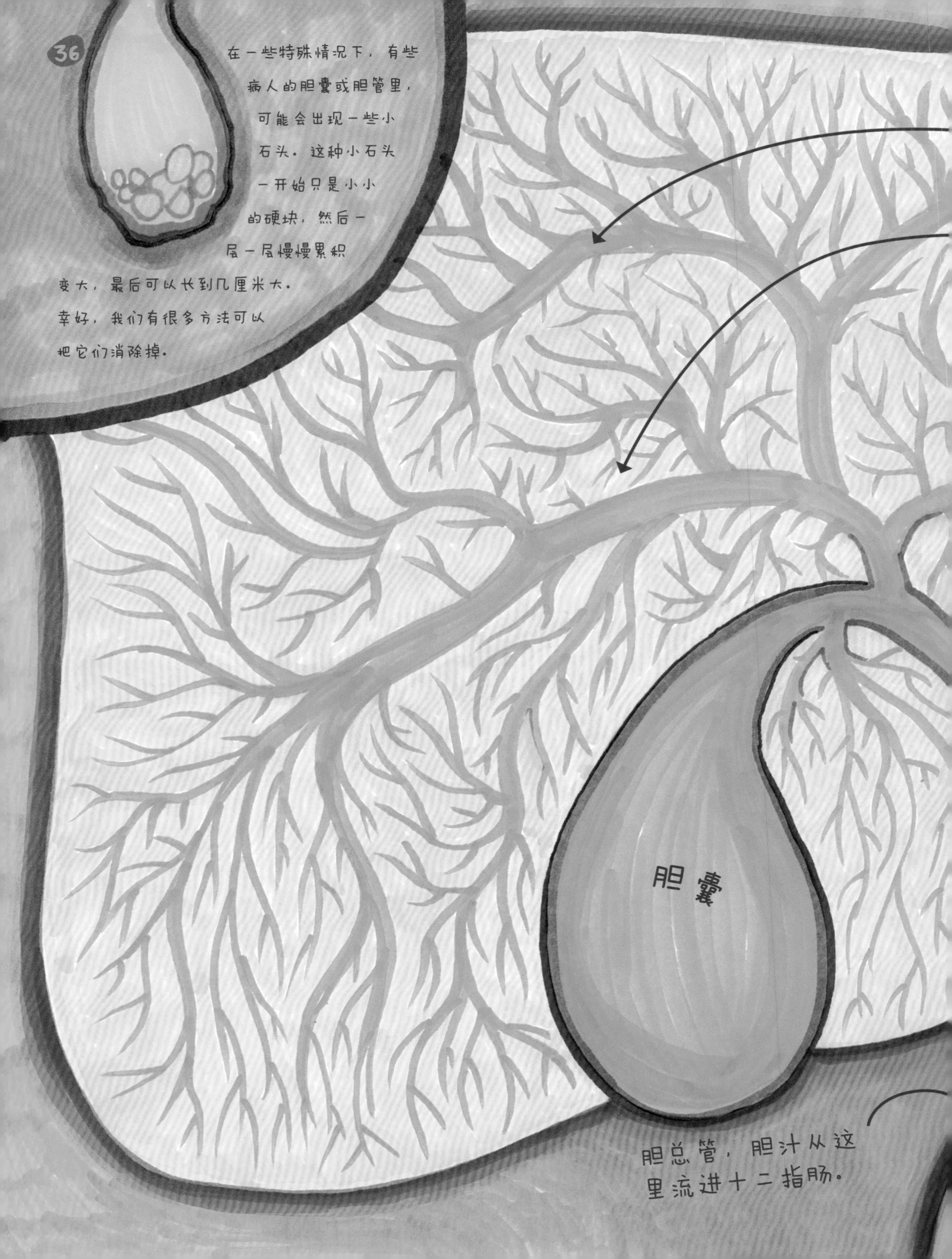
胆囊
胆总管，胆汁从这里流进十二指肠。

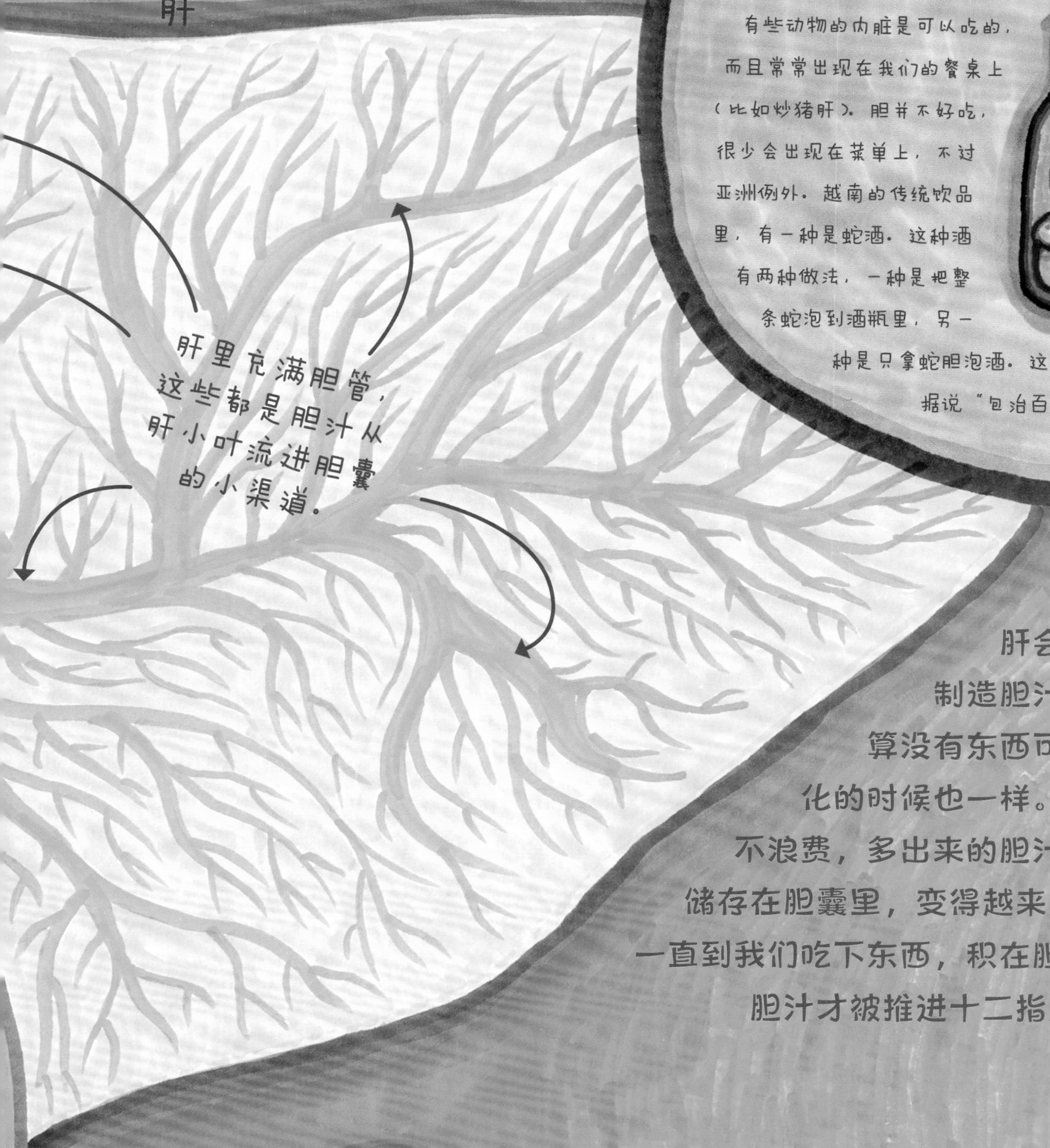
肝
肝里充满胆管，这些都是胆汁从肝小叶流进胆囊的小渠道。

有些动物的内脏是可以吃的，而且常常出现在我们的餐桌上（比如炒猪肝）。胆并不好吃，很少会出现在菜单上，不过亚洲例外。越南的传统饮品里，有一种是蛇酒。这种酒有两种做法，一种是把整条蛇泡到酒瓶里，另一种是只拿蛇胆泡酒。这种酒据说“包治百病”。

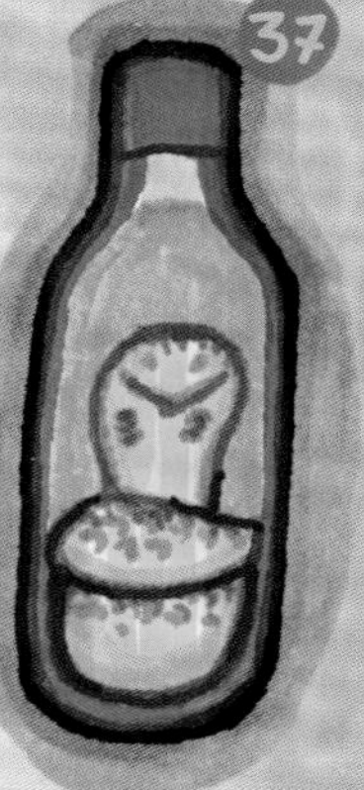

肝会不停制造胆汁，就算没有东西可以消化的时候也一样。为了不浪费，多出来的胆汁会被储存在胆囊里，变得越来越稠，一直到我们吃下东西，积在胆囊的胆汁才被推进十二指肠里。

超量的泡泡

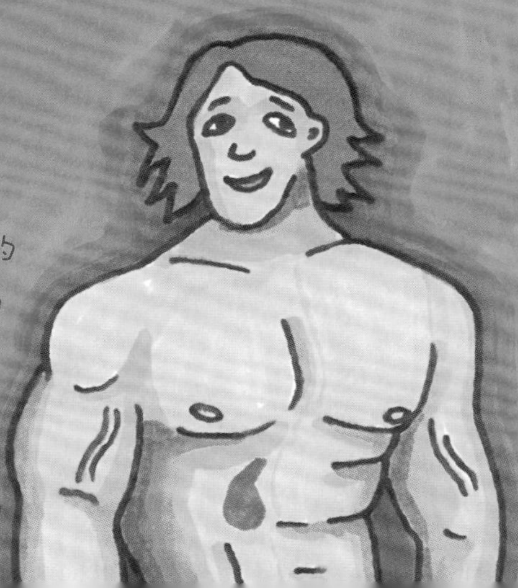
通体舒畅的波波先生为我们介绍他的胆囊。

群岛和果汁工厂

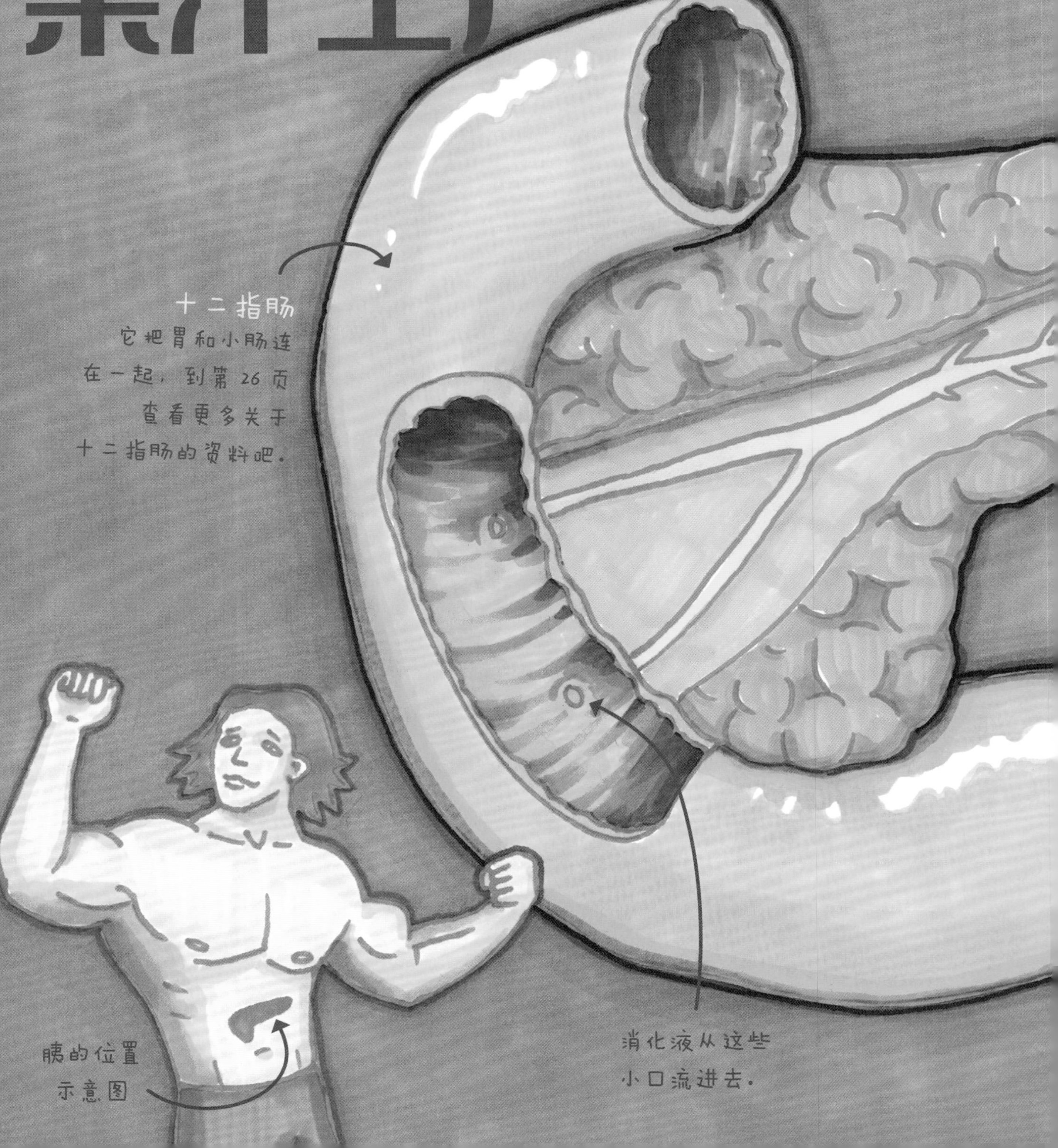
十二指肠
它把胃和小肠连在一起，到第 26 页查看更多关于十二指肠的资料吧。
胰的位置示意图
消化液从这些小口流进去。

胰是特别勤劳的腺体，它会制造胰液与激素。这些胰液与激素的任务，是把身体里各个不同的机制结合或分开，就像开关一样，比如胰岛素就是这样。有关胰岛素的功能描述，可以在第 41 页找到。

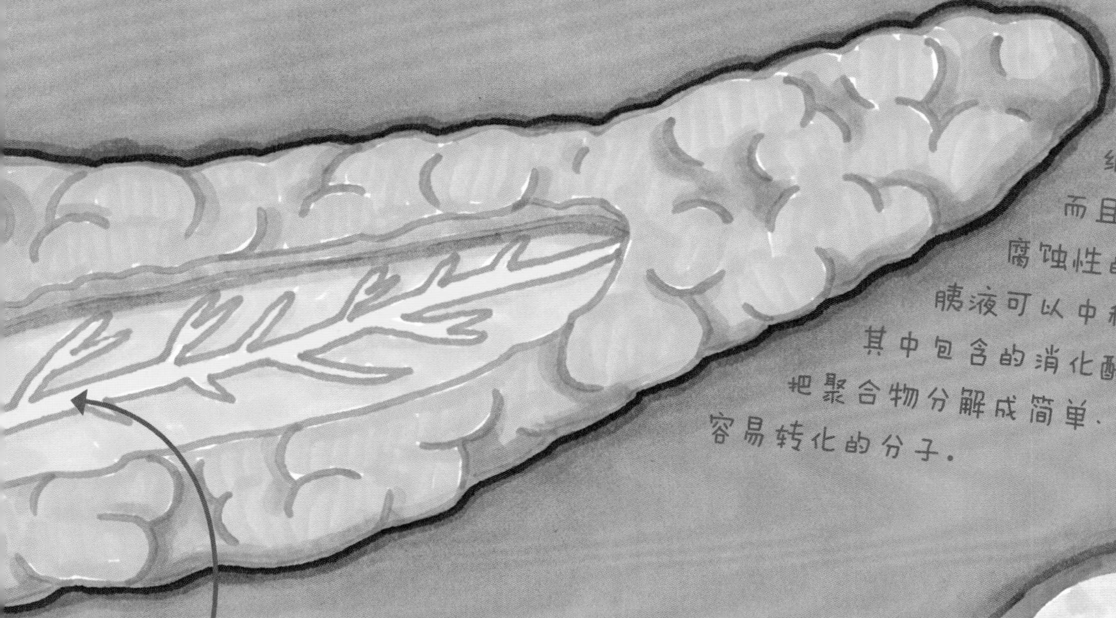

胰液

食物离开胃后，还含有许多需要继续消化的物质，而且还沾上了具有腐蚀性的胃酸。胰液可以中和胃酸，其中包含的消化酶会把聚合物分解成简单、容易转化的分子。

胆囊里的胆管会把消化液送到十二指肠里。

保罗·兰格尔翰斯

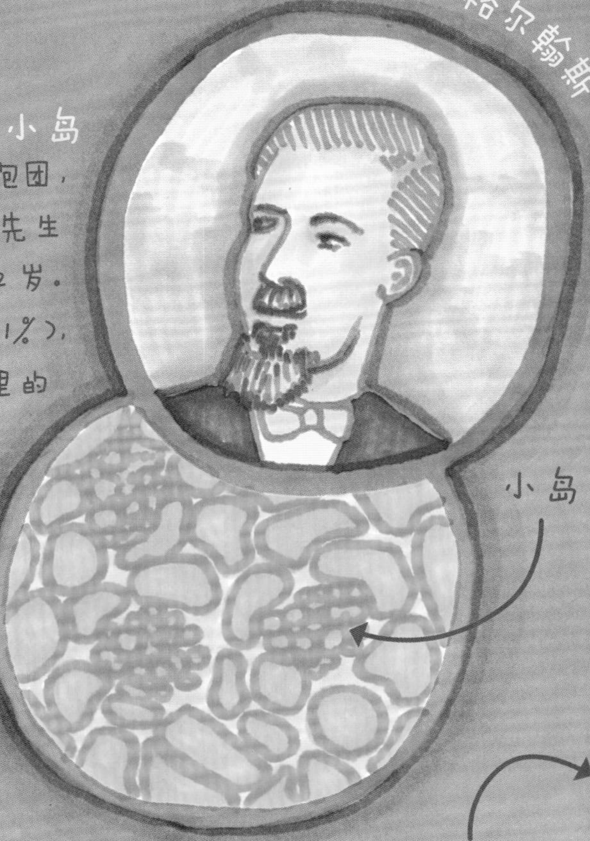

兰氏小岛

是指一堆小小的细胞团，由保罗·兰格尔翰斯先生于 1869 年发现，当时他才 22 岁。这些小小的细胞团（只占胰的 1%），看起来就像肉海*里的一座座小岛屿。后来人们发现，它们会制造非常重要的激素——胰岛素。胰岛素这个名词来自拉丁文“insula”，也就是“岛”。

小岛

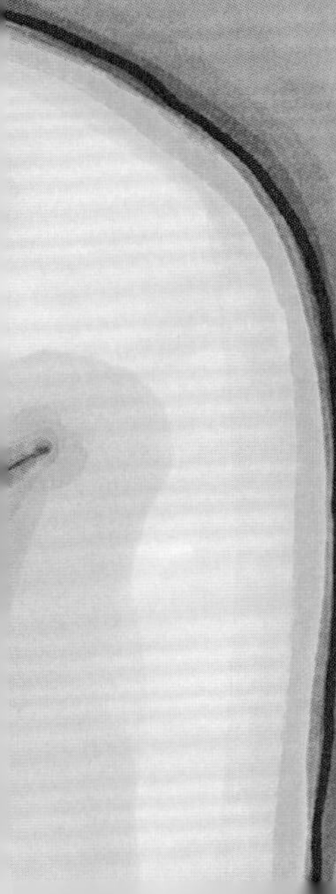

* 胰腺的拉丁文是“Pancreas”，意思是“整个都是肉做的”。

在第 41 页，我们会介绍胰岛素到底在做什么。

充电啰！

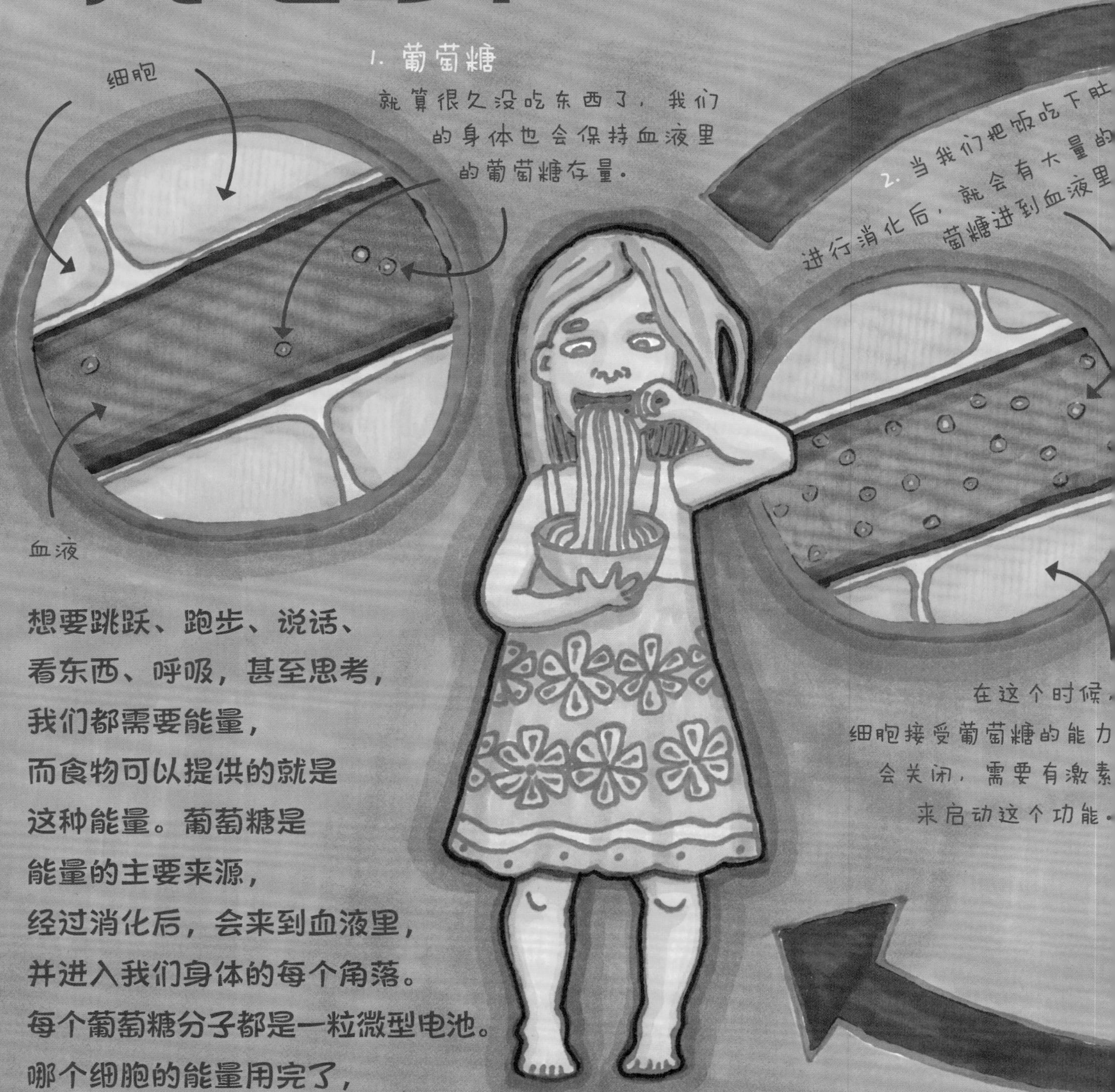
细胞
1. 葡萄糖
就算很久没吃东西了，我们
的身体也会保持血液里
的葡萄糖存量。
2. 当我们把饭吃下肚
进行消化后，就会有大量的
葡萄糖进到血液里
血液
在这个时候，
细胞接受葡萄糖的能力
会关闭，需要有激素
来启动这个功能。
5. 在葡萄糖被用完后
胰会停止制造胰岛素，
我们也会回到一开始
的状态。

想要跳跃、跑步、说话、
看东西、呼吸，甚至思考，
我们都需要能量，
而食物可以提供的就是
这种能量。葡萄糖是
能量的主要来源，
经过消化后，会来到血液里，
并进入我们身体的每个角落。
每个葡萄糖分子都是一粒微型电池。
哪个细胞的能量用完了，
只要给它一点点葡萄糖，
它就可以马上继续工作。
如果血液里缺少储备能量，
细胞就会开始死亡。

每个医生都学过人体血液里应该有怎样的成分，要是哪种成分太多或太少，可能就表示我们生病了。当我们吃下东西，把它消化后，血液马上就变得不一样了。想象一下，在血液检查前，我们先吃了一大块蛋糕，那么我们血液里的糖分就会变得非常高。因此，抽血的时候都要求空腹，也就是要在吃早餐前抽。

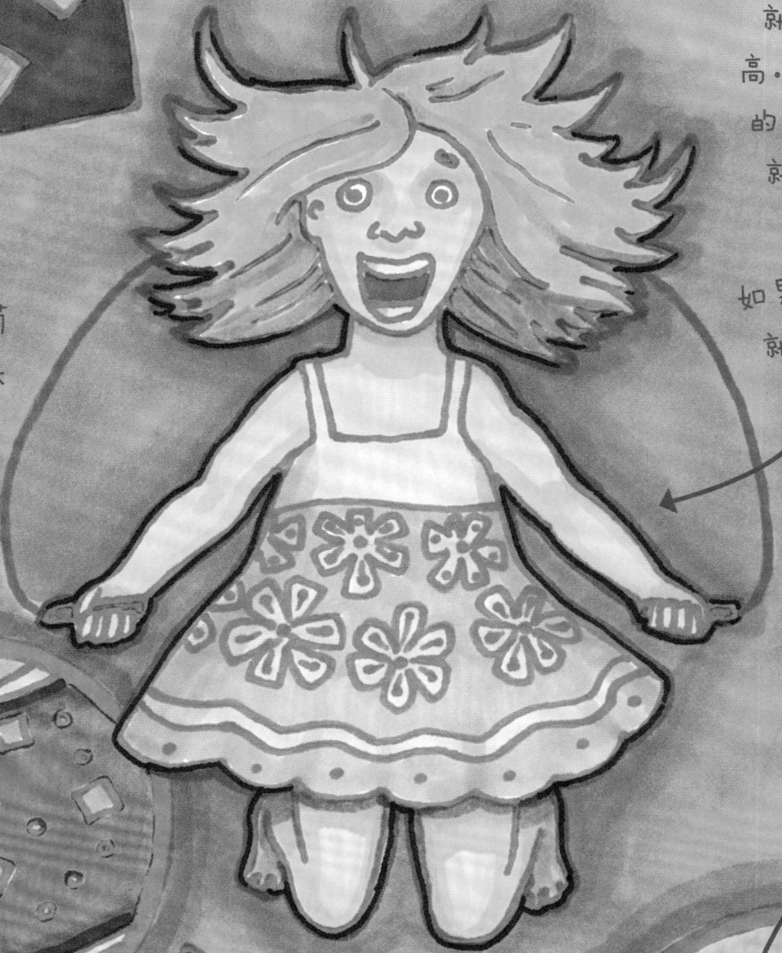

如果我们想大跳特跳，就得有很多能量。如果什么都不吃，我们也就没力气玩了。

当血液里的葡萄糖增加时，胰会大量分泌胰岛素。

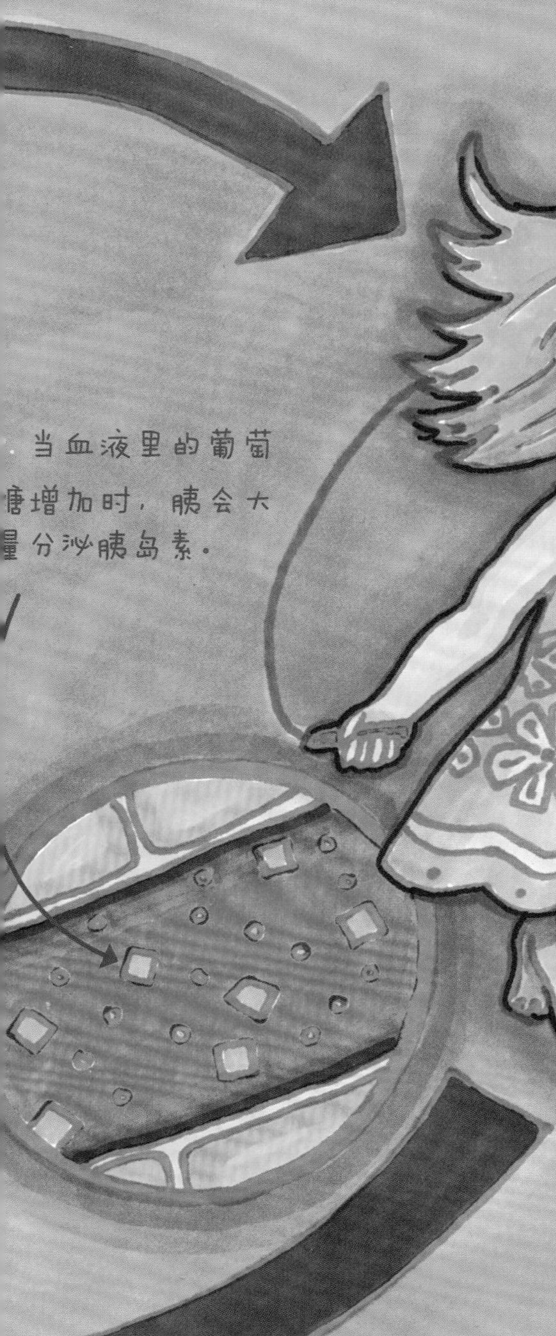

4. 胰岛素会附着在细胞里的特殊接受体上，启动它们接收葡萄糖的能力。

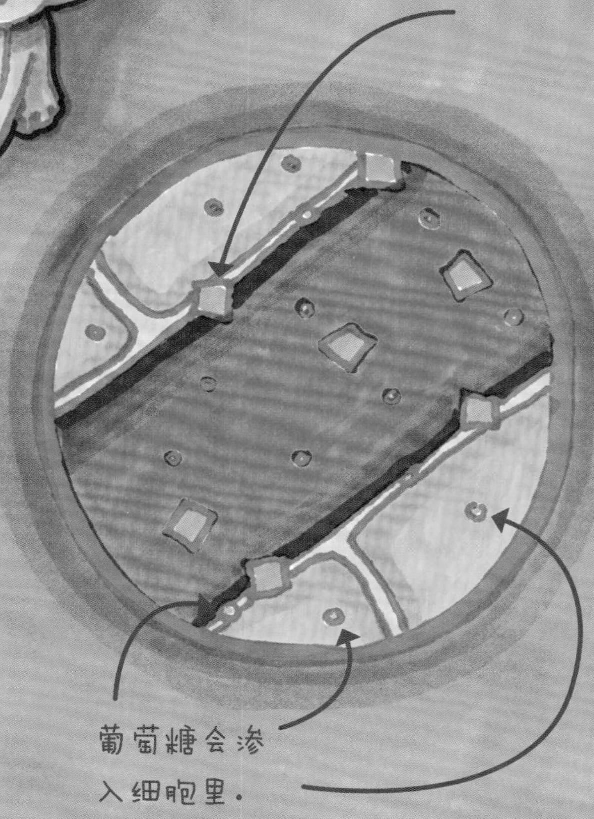

当我们用了很多力气，需要补充能量，却没东西可吃时，我们的身体就会利用先前累积的储备能量进行自我补充。

葡萄糖会渗入细胞里。

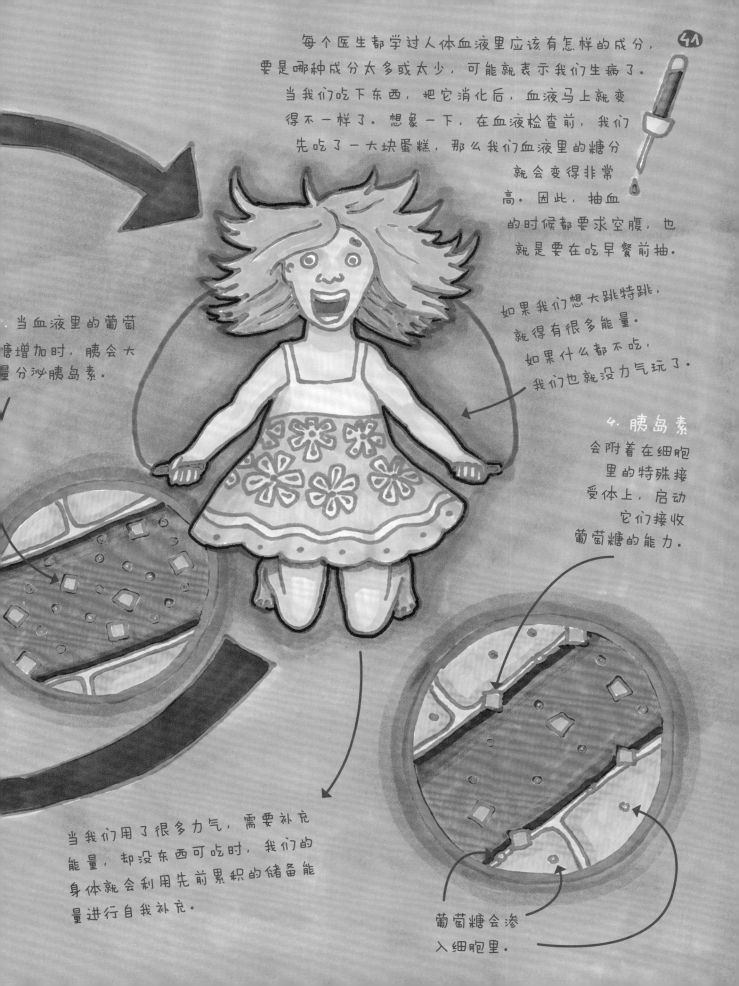

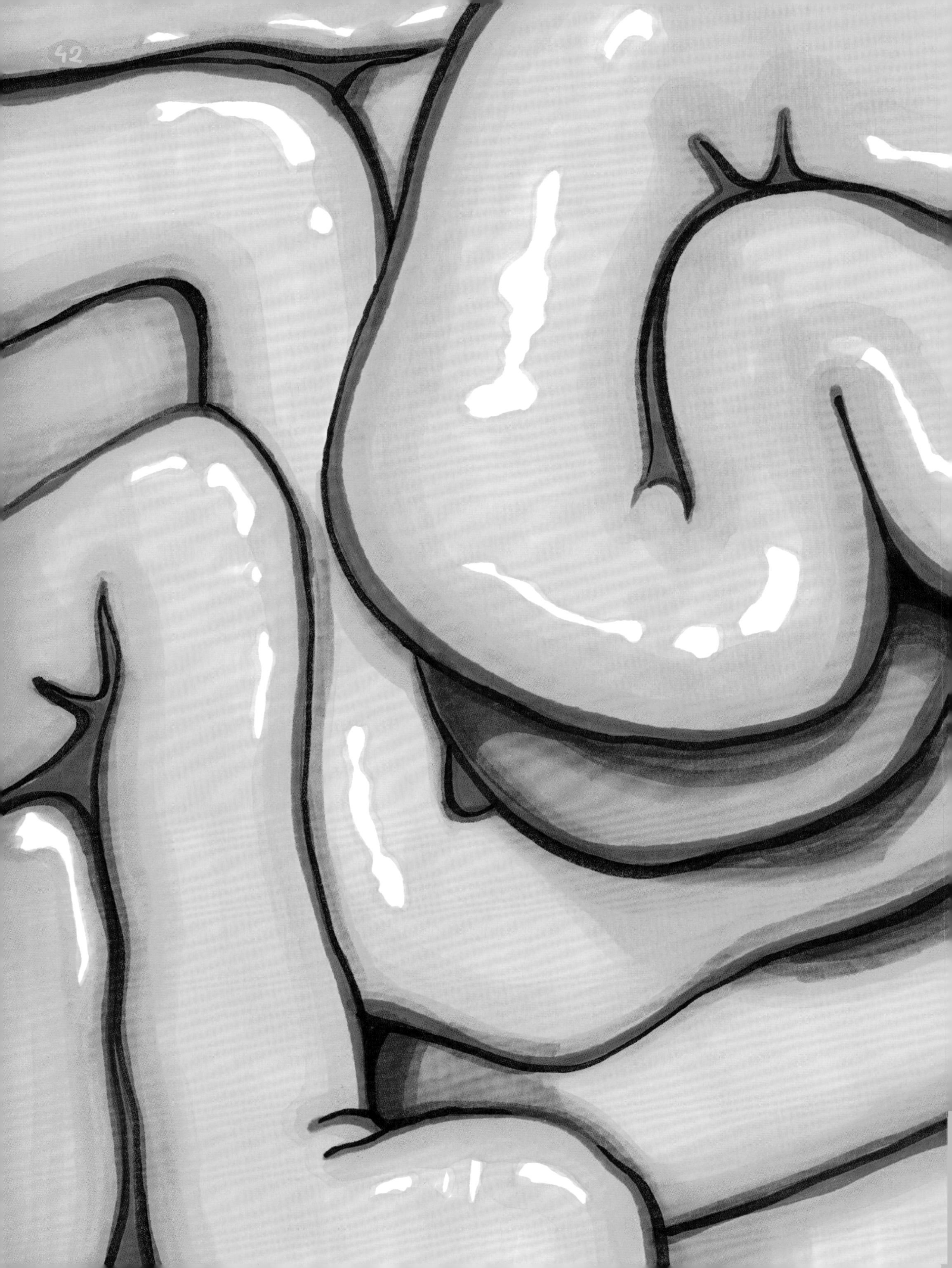

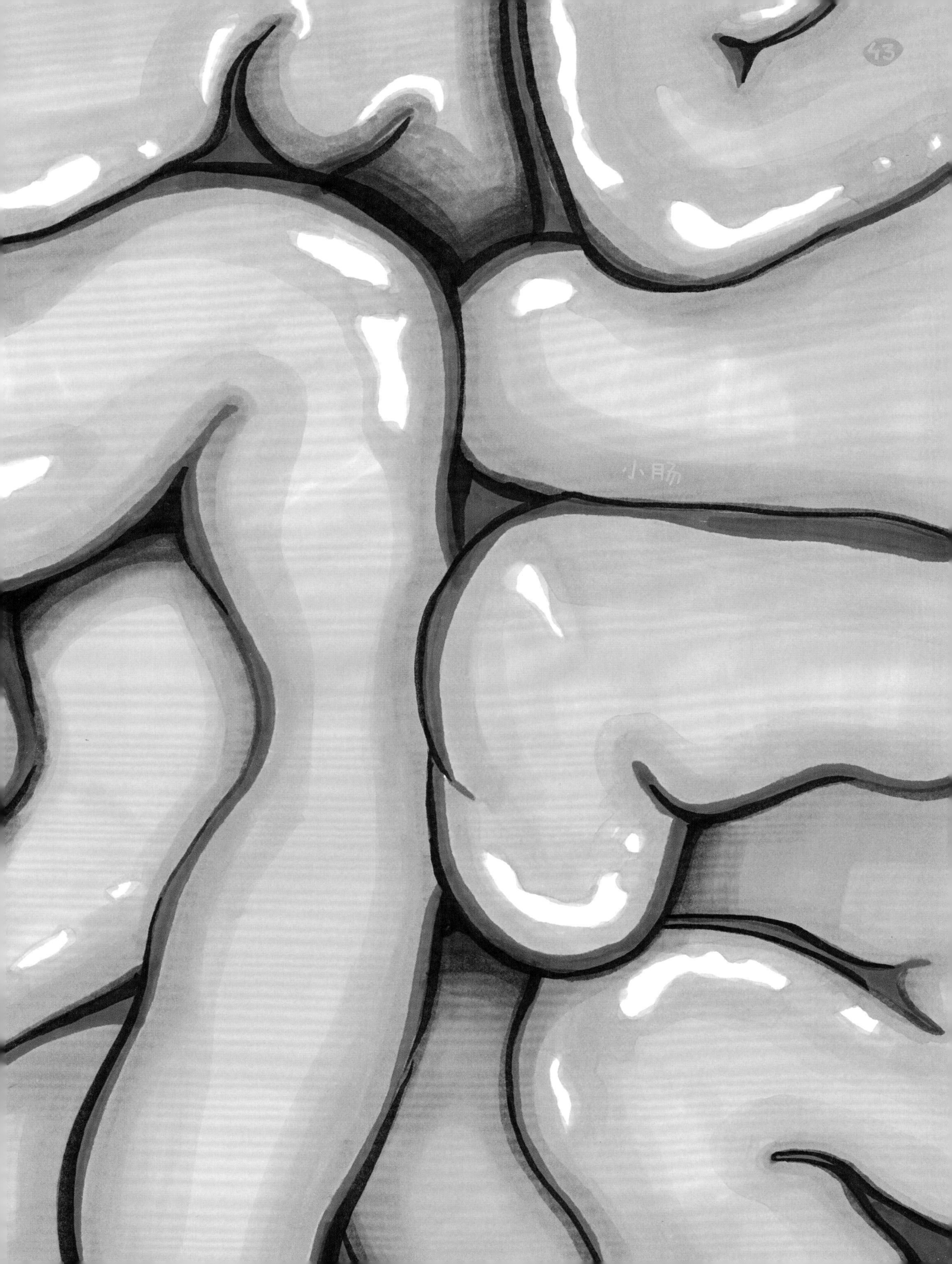
小肠

肚子里的排球场

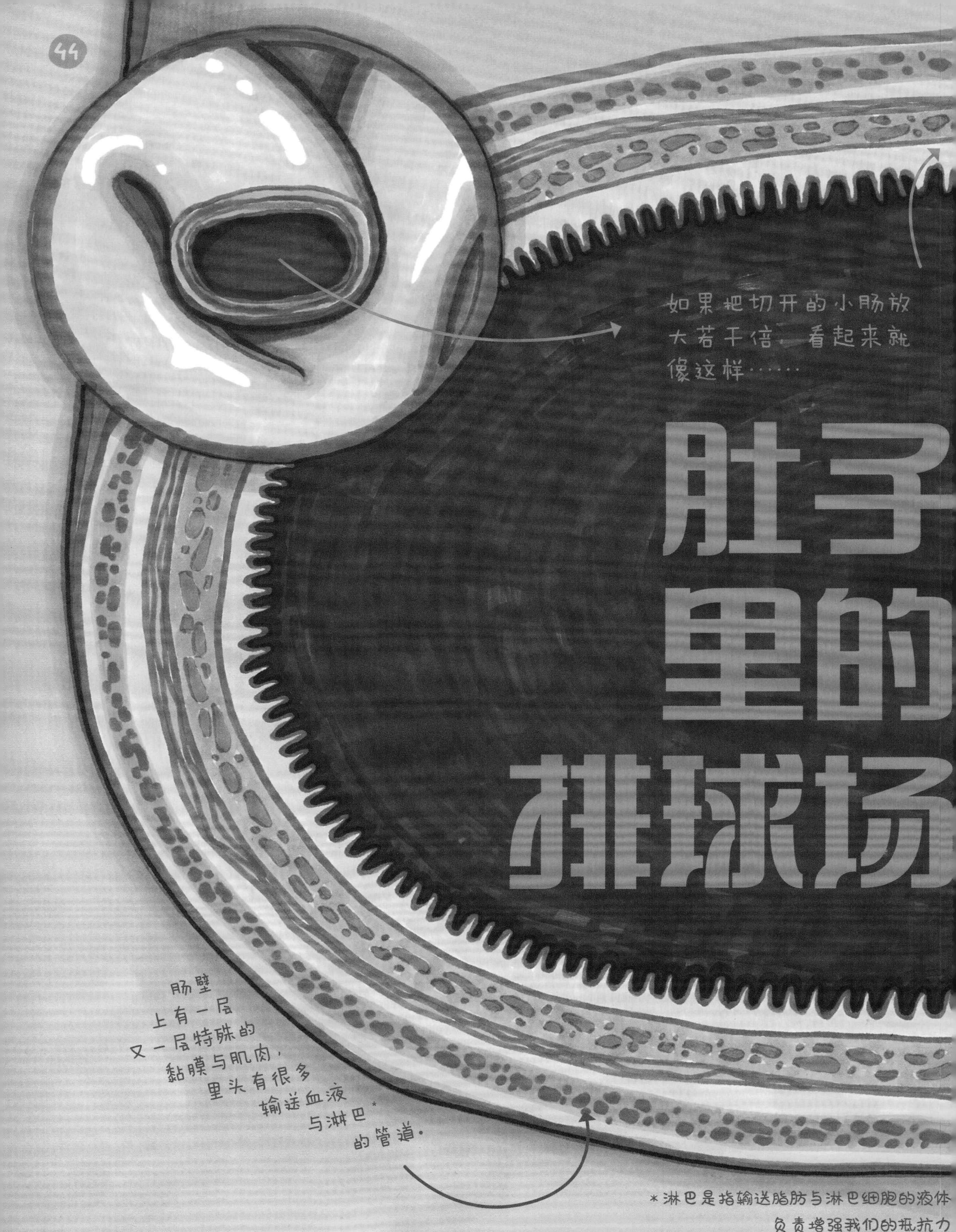
如果把切开的小肠放大若干倍，看起来就像这样……
肠壁上有一层又一层特殊的黏膜与肌肉，里头有很多输送血液与淋巴*的管道。

*淋巴是指输送脂肪与淋巴细胞的液体，负责增强我们的抵抗力

变成糊状的食物从胃直接进入十二指肠，
而这里就是小肠的开端。
小肠是一条卷成一团的管子，
直径平均为 5 厘米
（根据记载，有些甚至可能达到 10 厘米）。
我们好几个小时前吃下的食物，
就是在这里被分解成简单的分子，
再进入血液，最终变成我们身体的一部分。
小肠的肠壁表面越大，身体能吸收的
物质就越多。这也就是为什么小肠
会这么长。然而，光有长度还不够，
我们还需要一个小秘诀去扩大吸收面积*，
让小肠的内表面积比一座排球场还大。

*关于这一点，你可以在下一页读到。

在下一页里，你会看见这一小格图片的放大版。

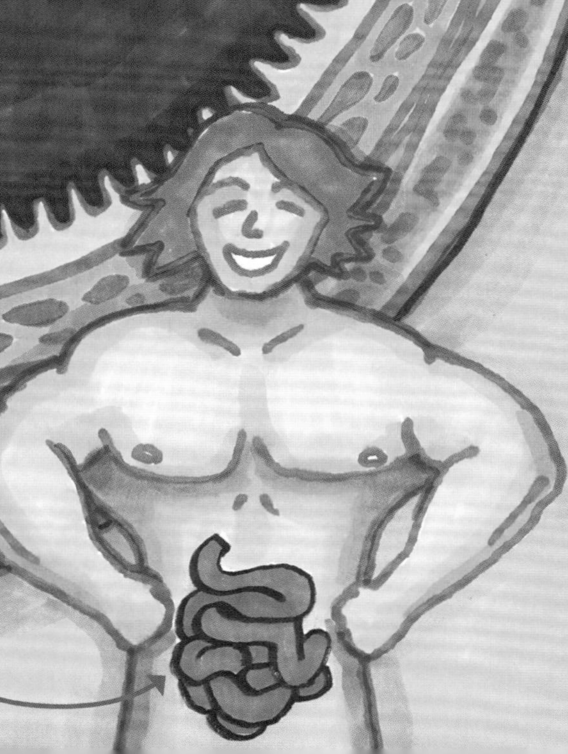

波波先生很高兴能为我们展示他的小肠。

毛绒绒的管子

前一页提到的小秘诀，就是在肠子里面摇来摇去的超短毛千万大军。因为有这个大部队，肠道的吸收面积扩大了20倍。

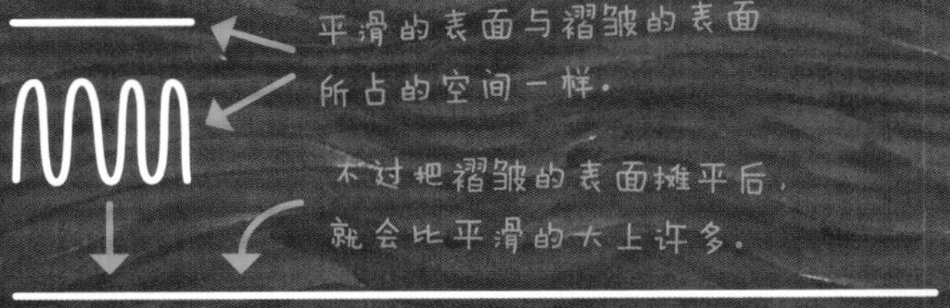
平滑的表面与褶皱的表面
所占的空间一样。
不过把褶皱的表面摊平后，
就会比平滑的大上许多。

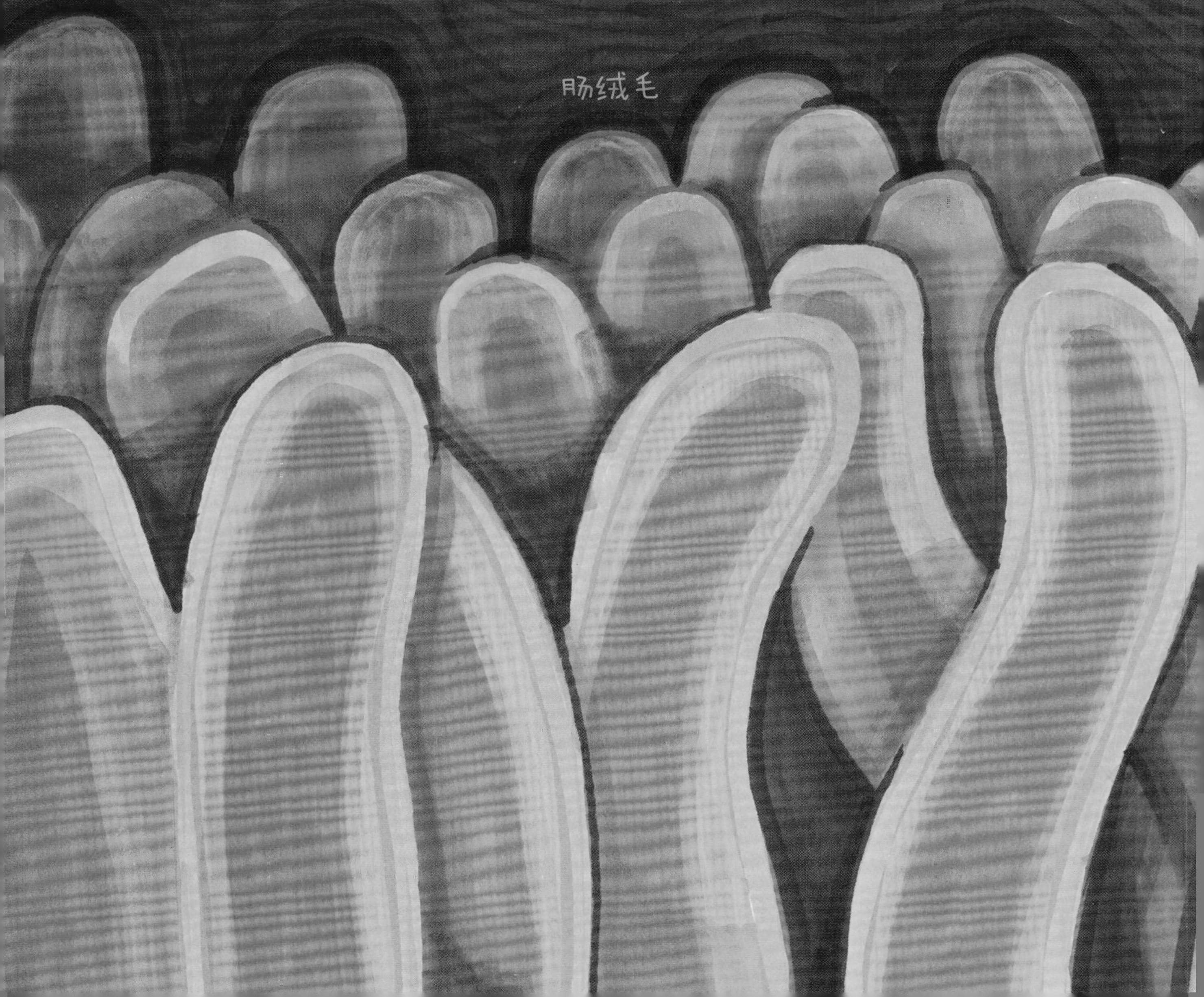
肠绒毛

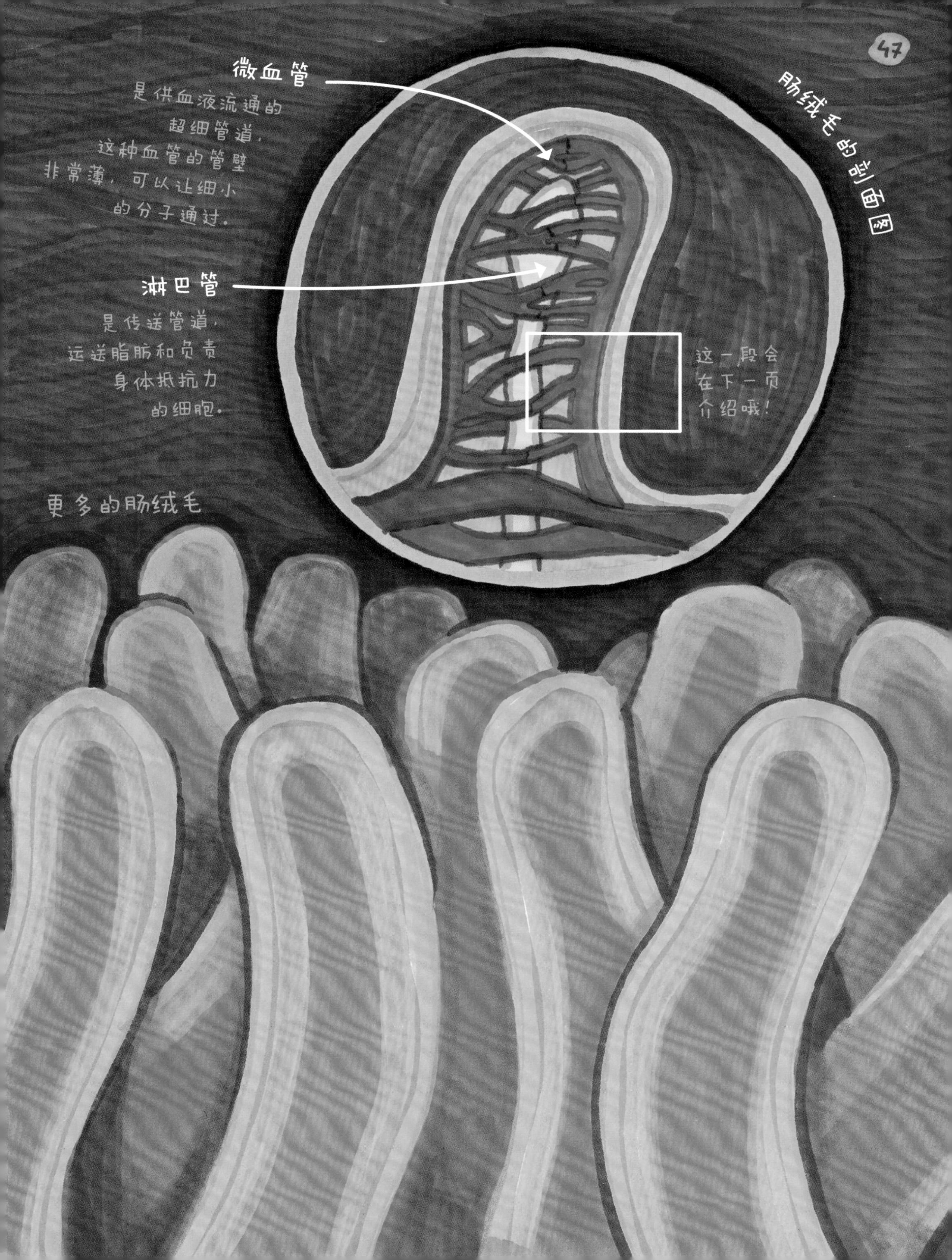
肠绒毛的剖面图
微血管
是供血液流通的超细管道，这种血管的管壁非常薄，可以让细小的分子通过。
淋巴管
是传送管道，运送脂肪和负责身体抵抗力的细胞。
这一段会在下一页介绍哦！
更多的肠绒毛

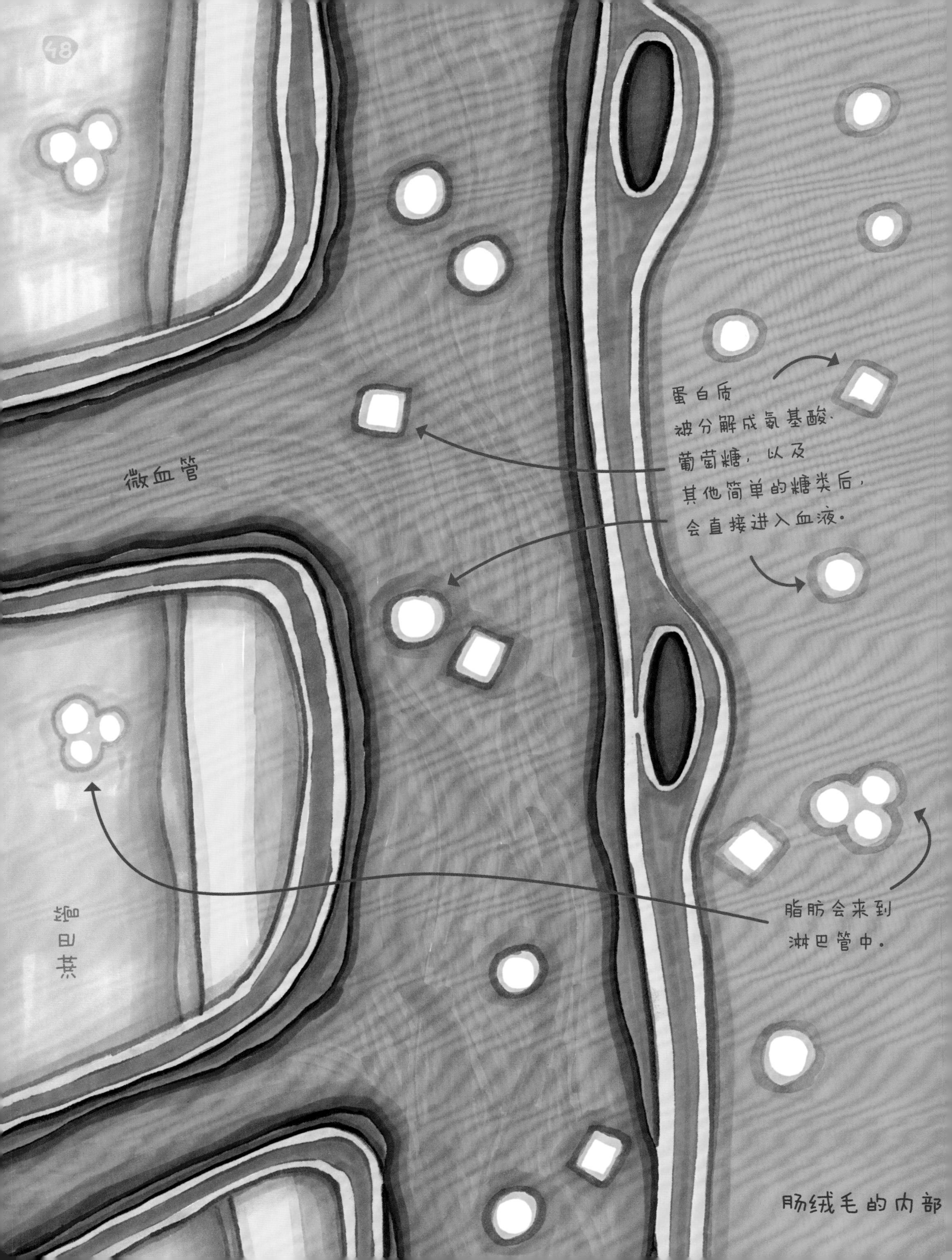
蛋白质
被分解成氨基酸、
葡萄糖，以及
其他简单的糖类后，
会直接进入血液。
微血管
淋巴管
脂肪会来到
淋巴管中。
肠绒毛的内部

毛毛一根挨着一根

肠子里的吸收面积
向来就是越大越好，
所以每一根肠绒毛上
都覆盖着几千根微绒毛。
多亏有这些微绒毛，
肠子可以更容易吸收
经过消化的食物成分。
每个可以利用的分子，
都会被带进肠绒毛的内部，
剩下那些没消化或
没价值的物质，
就会继续往小肠深处移动，
直到大肠。

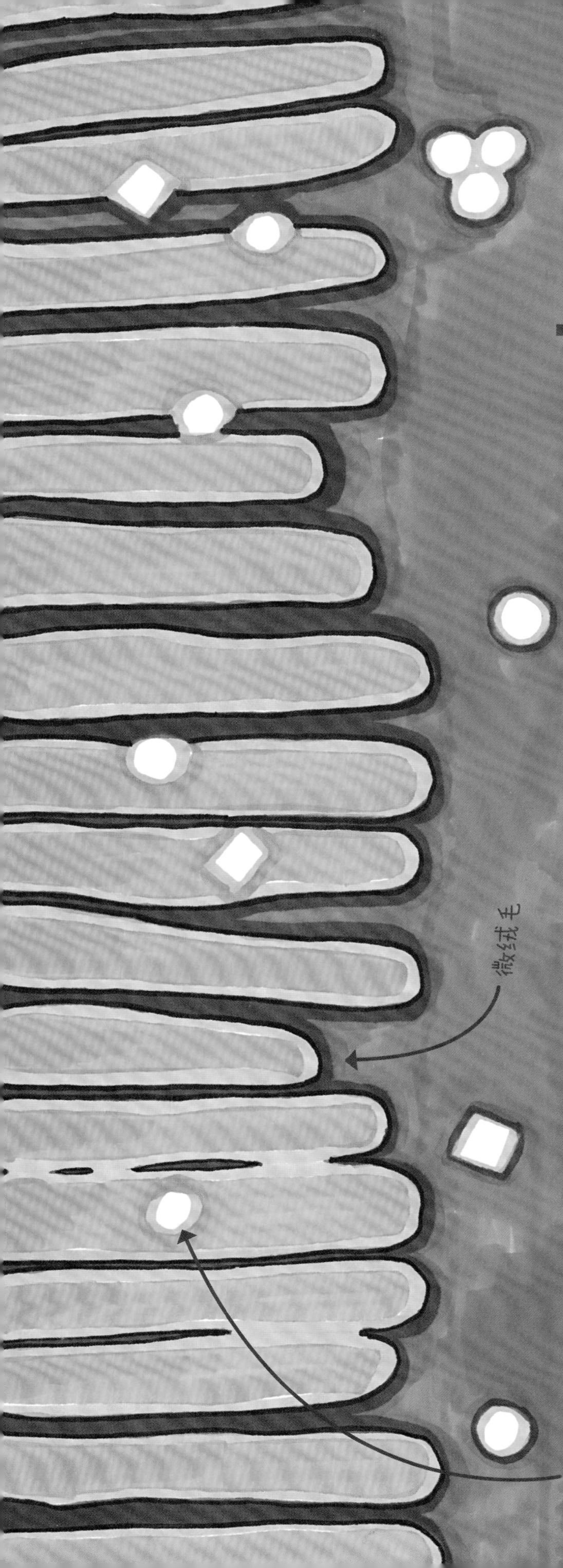
微绒毛
简单的分子会
渗透进微绒毛
的壁里面。

小肠的内部

存储身体的“燃料”

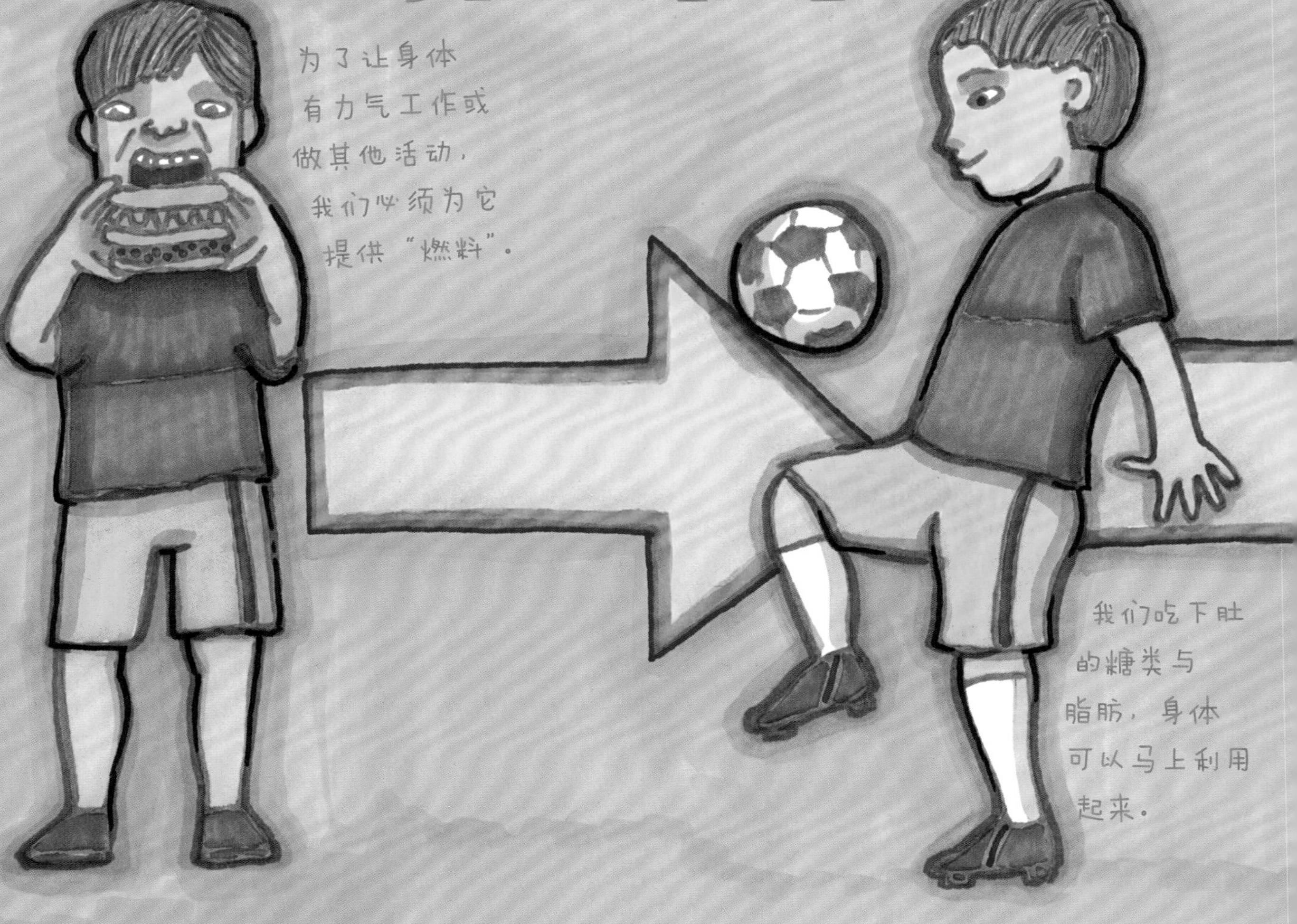
为了让身体
有力气工作或
做其他活动，
我们必须为它
提供“燃料”。
我们吃下肚
的糖类与
脂肪，身体
可以马上利用
起来。

葡萄糖[1]是人体最基本的能量来源。它一进入血液就会被马上用掉，不会有多的[2]余留，所以我们的肚子一天会分几次饿，没办法把所有的饭一次都吃完。要是只靠身体里累积的葡萄糖过活，那人类就只能活一天而已。脂肪就完全不一样了，在被小肠吸收、进到淋巴管后，脂肪会去两个地方：先到血

1. 看看第 40 页吧。

2. 这只是比较简单的说法，因为从先前的章节里，我们已经知道肝会储存葡萄糖了（看第 30 页）。不过，跟我们存起来的脂肪比，这是非常少的储备能量。

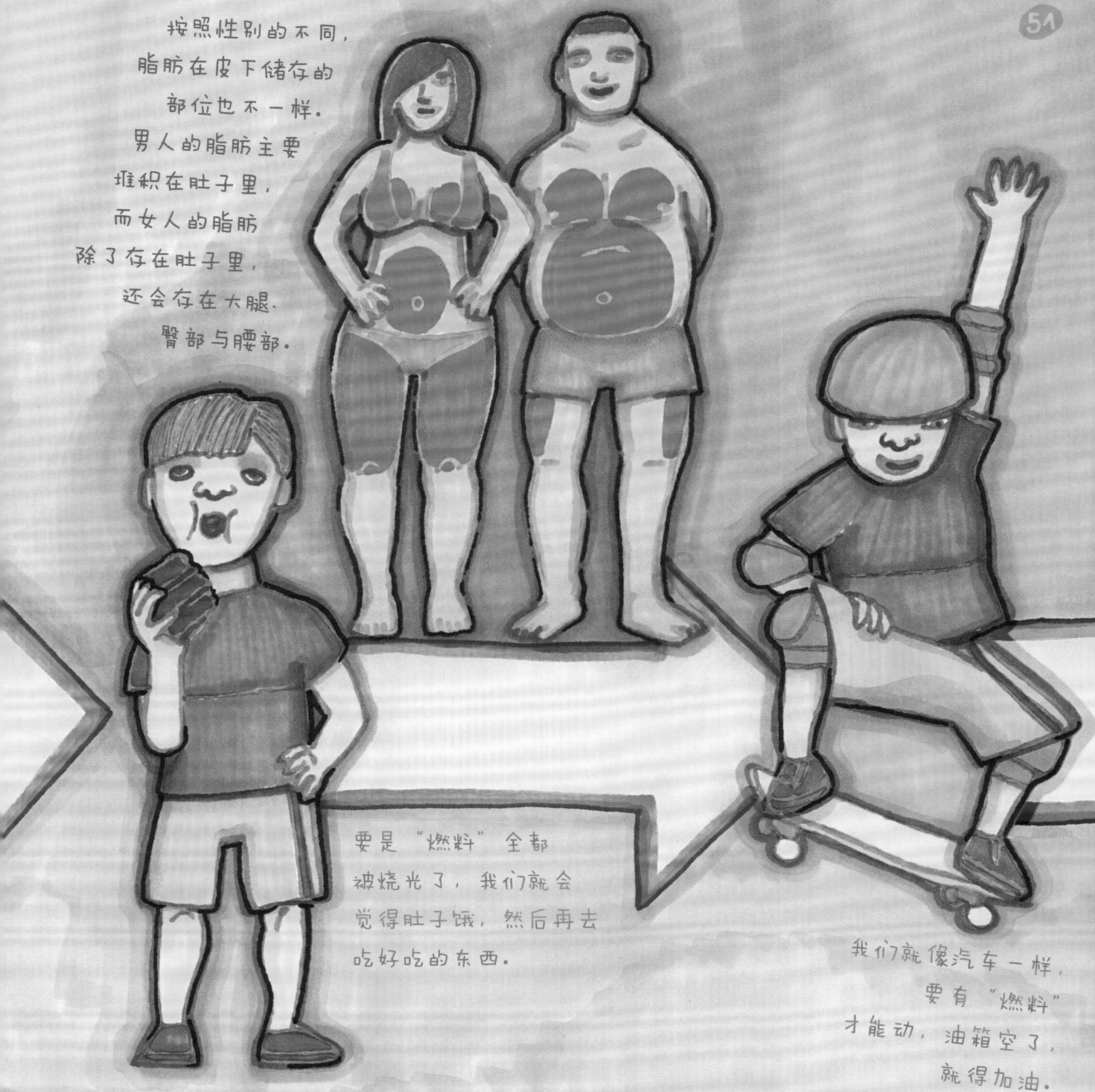
按照性别的不同，
脂肪在皮下储存的
部位也不一样。
男人的脂肪主要
堆积在肚子里，
而女人的脂肪
除了存在肚子里，
还会存在大腿、
臀部与腰部。
要是“燃料”全都
被烧光了，我们就会
觉得肚子饿，然后再去
吃好吃的东西。
我们就像汽车一样，
要有“燃料”
才能动，油箱空了，
就得加油。

液里，再到细胞里。在细胞里，它会马上变成能量，又或是去到脂肪组织，变成小滴脂肪储存起来，等我们的身体缺“燃料”时再使用[3]。堆积在皮肤底下的备用脂肪不只是一座储藏室，也是一道厚厚的保护层，可以隔绝冷空气，防止身体受到外界伤害。

3. 多亏有储备脂肪，人类只喝水、不吃东西也能活下去，甚至还能活30～40天呢。

太多脂肪可就不健康啦！

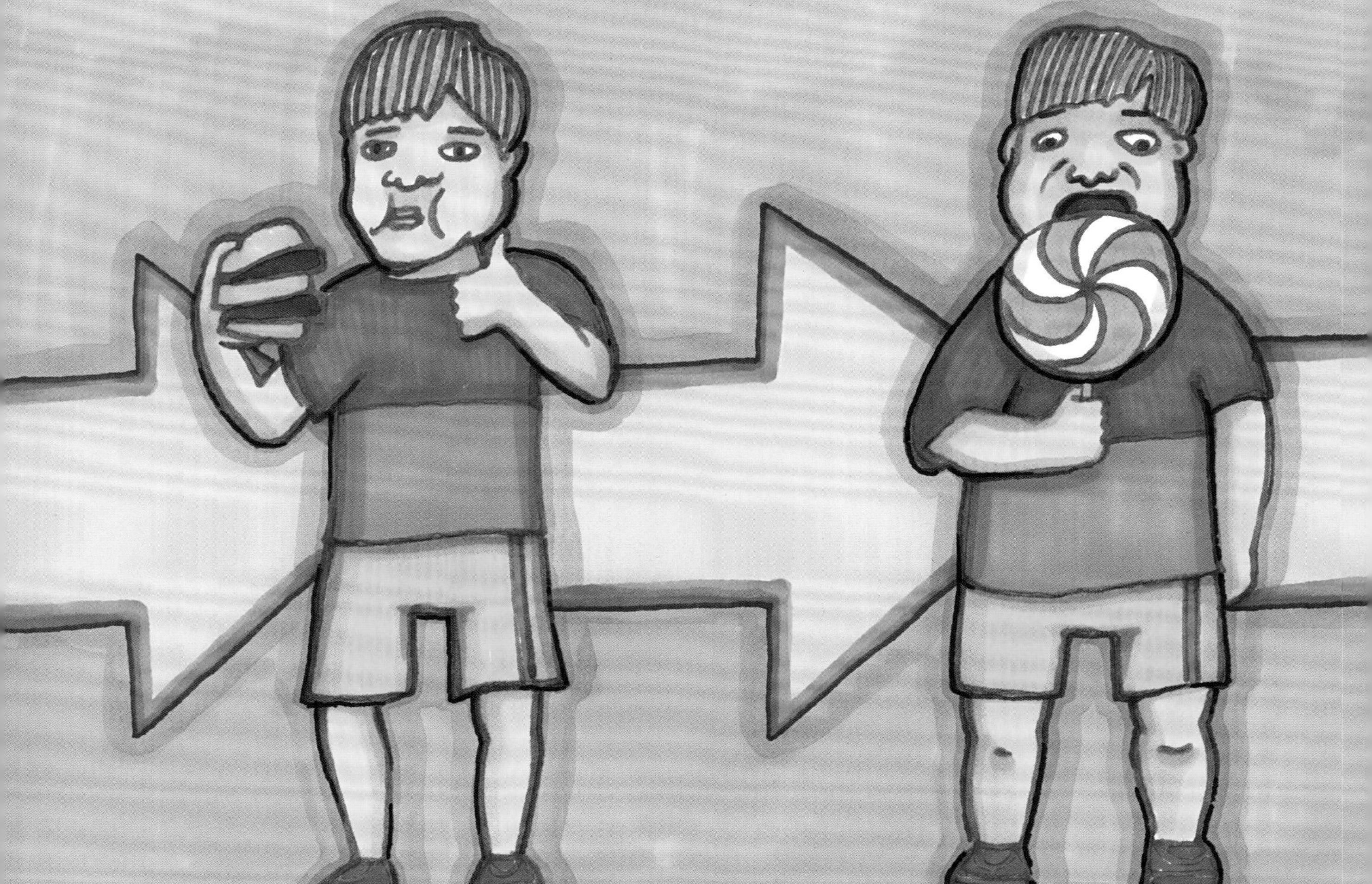

每道餐点都是一份能量，
要是在餐与餐之间
什么事都不做，
你的身体就没
办法把整份“燃料”
用完，还会把剩下的
部分存进身体留到
晚一点再用。

含有满满糖分和油脂的
点心（如饼干、糖果、
巧克力棒之类的，
还有培根、薯条、薯片、
黄奶酪、核桃），
会提供超多能量。
要是你爱吃这些东西，
就得做很多运动去消耗才行。

我们需要堆在皮肤底下的脂肪，可是如果脂肪太多了，对身体非常不好。多余的脂肪重量会对人体骨骼、肌肉与体内器官造成负担，容易让人生病。我们的身体必须非常努力工作，才能负担起这多余的重量。只要我们按需补充必要的能量，只吃需要的东西，就能避免身体负担过重的情况。

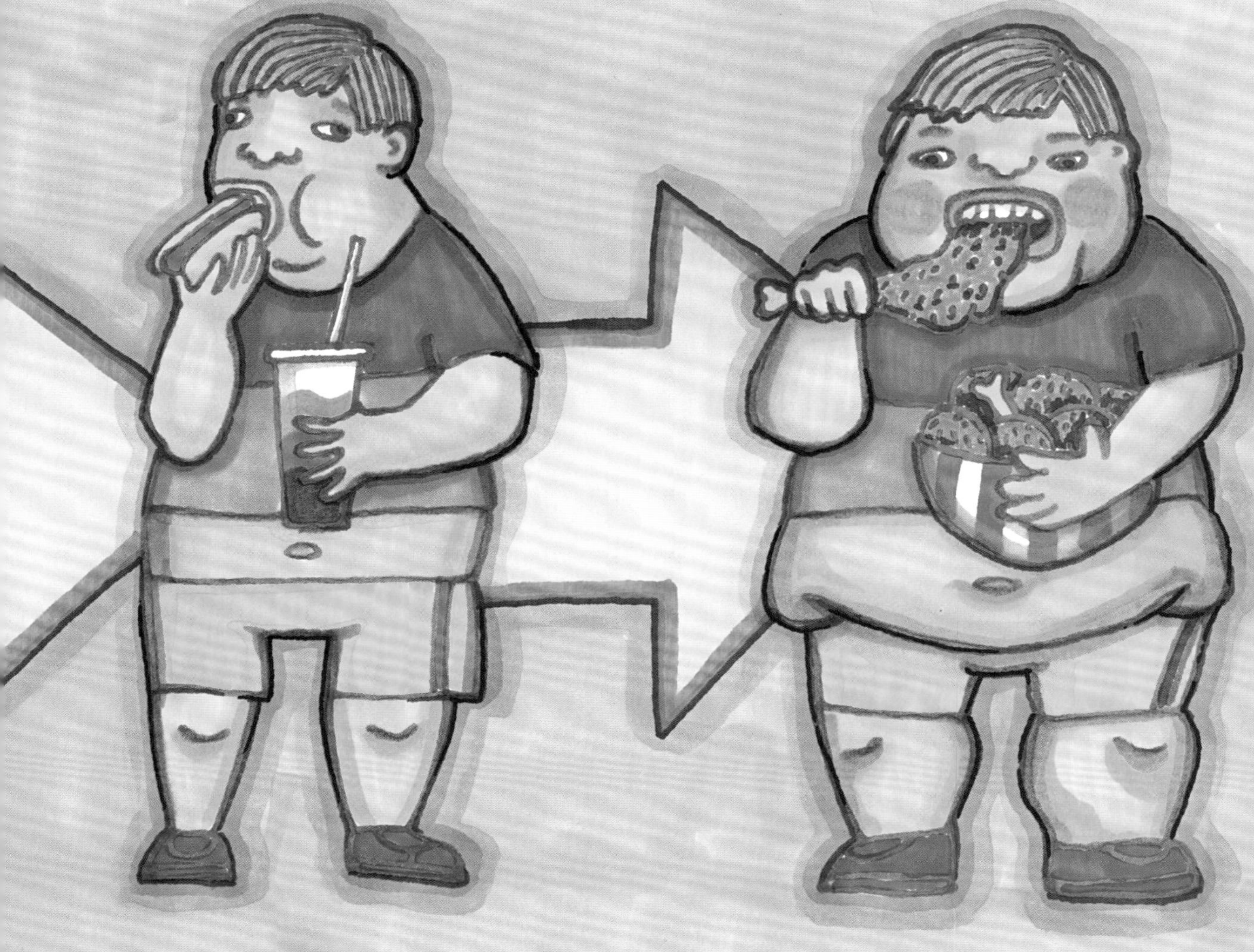

*大卡其实是指千卡，也就是1000卡路里。

“既然身体没办法储存糖分，那我们喝甜甜的可乐或别的饮料也不会变胖。”要是你这么想，那么很抱歉，你真的错了，因为多出来的糖分会转变成脂肪。

科学家可以准确计算食物提供给了我们多少能量，在做事的时候我们又消耗了多少能量。他们把这种能量用“卡路里”表示，比如一茶匙糖可以提供我们20大卡*（缩写：kcal）的能量。

你可以在下一页找到更多例子哦！

能量计算器

试着算算看，你得做些什么才能把一份意大利面、一汤匙西红柿酱、一份米饭、一个糖霜甜甜圈或下图中找得到的其他食物中所含的能量消耗完。

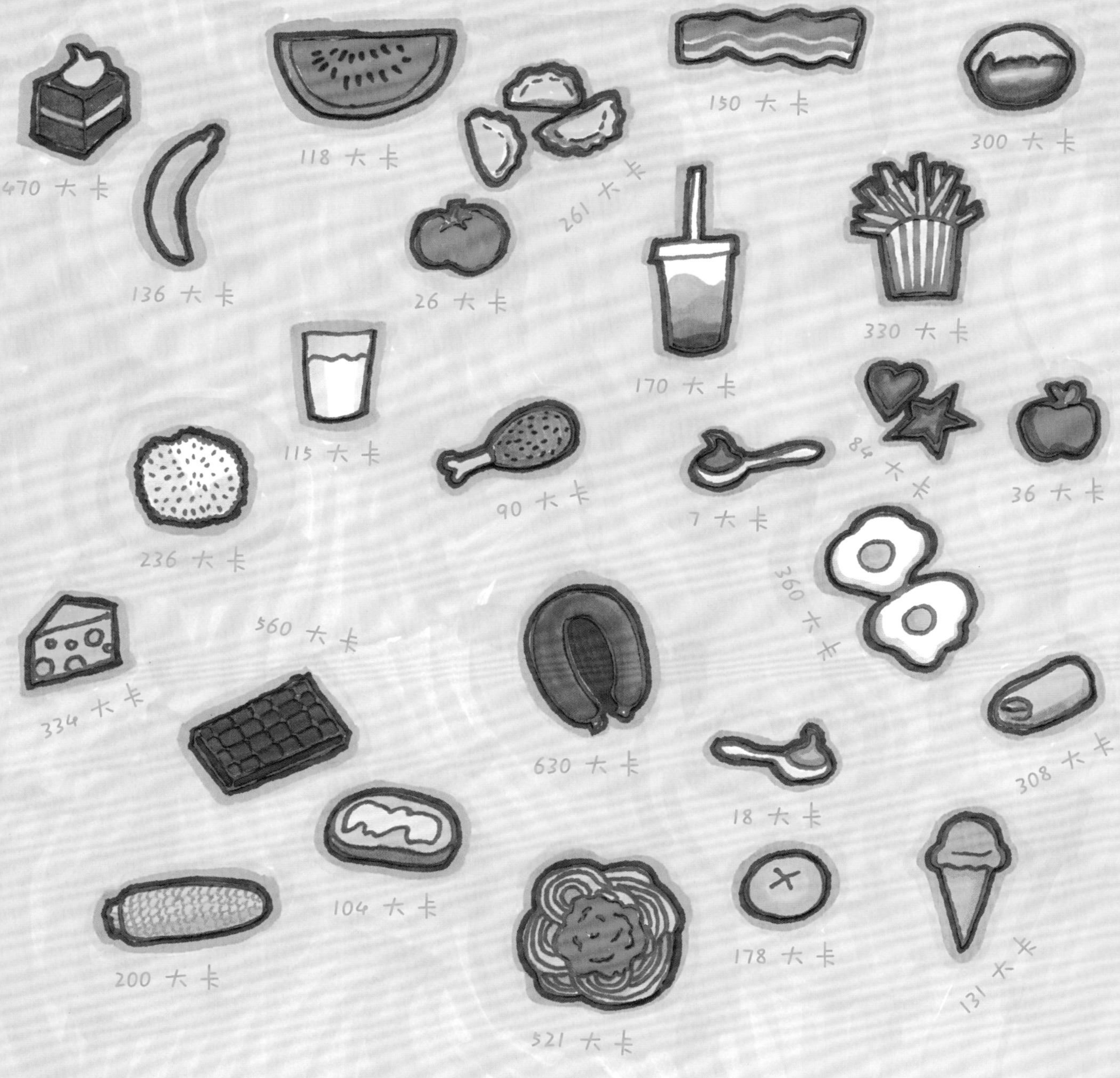

470 大卡
136 大卡
118 大卡
261 大卡
26 大卡
150 大卡
300 大卡
170 大卡
330 大卡
115 大卡
236 大卡
90 大卡
7 大卡
84 大卡
36 大卡
360 大卡
334 大卡
560 大卡
630 大卡
308 大卡
18 大卡
104 大卡
200 大卡
521 大卡
178 大卡
131 大卡

不管做什么，我们都需要能量，就算是睡觉和呼吸也一样。如果我们连续做一件事超过 20 分钟，可以消耗多少能量呢？到下面查查看吧。为了方便比较，可以在上一页看看那些零食提供多少卡路里的能量。看得出来，有些零食的能量非常高。

小朋友依年纪的不同，每天需要 1700 ~ 2300 大卡的能量。

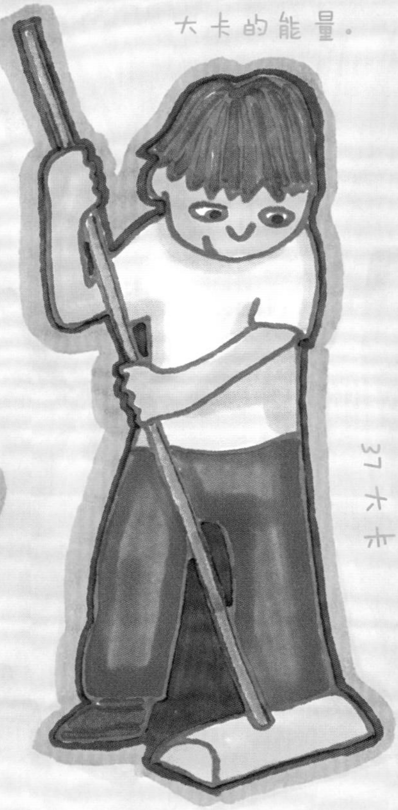
37 大卡

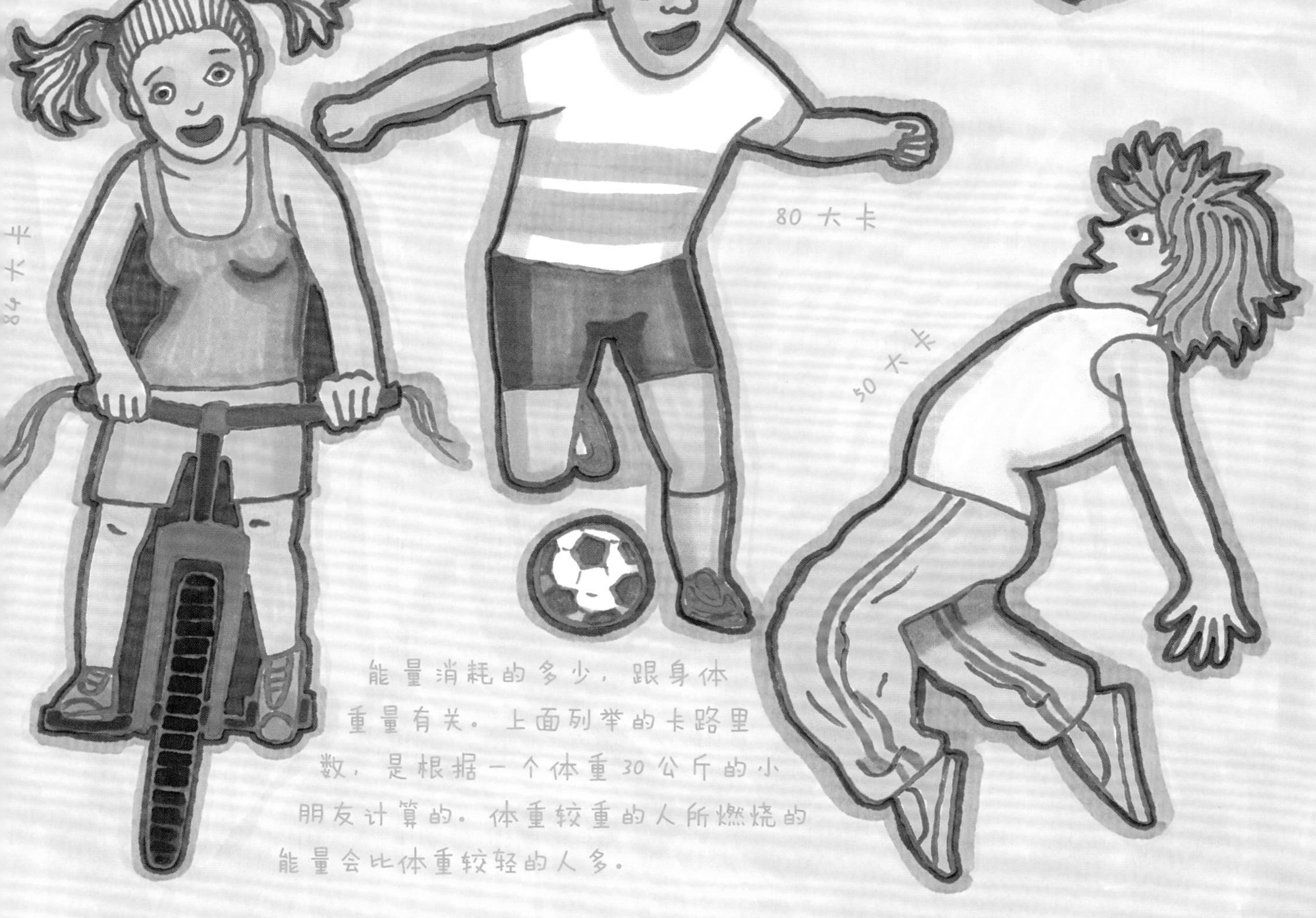
8 大卡
80 大卡
84 大卡
50 大卡

能量消耗的多少，跟身体重量有关。上面列举的卡路里数，是根据一个体重 30 公斤的小朋友计算的。体重较重的人所燃烧的能量会比体重较轻的人多。

大便是怎么形成的？

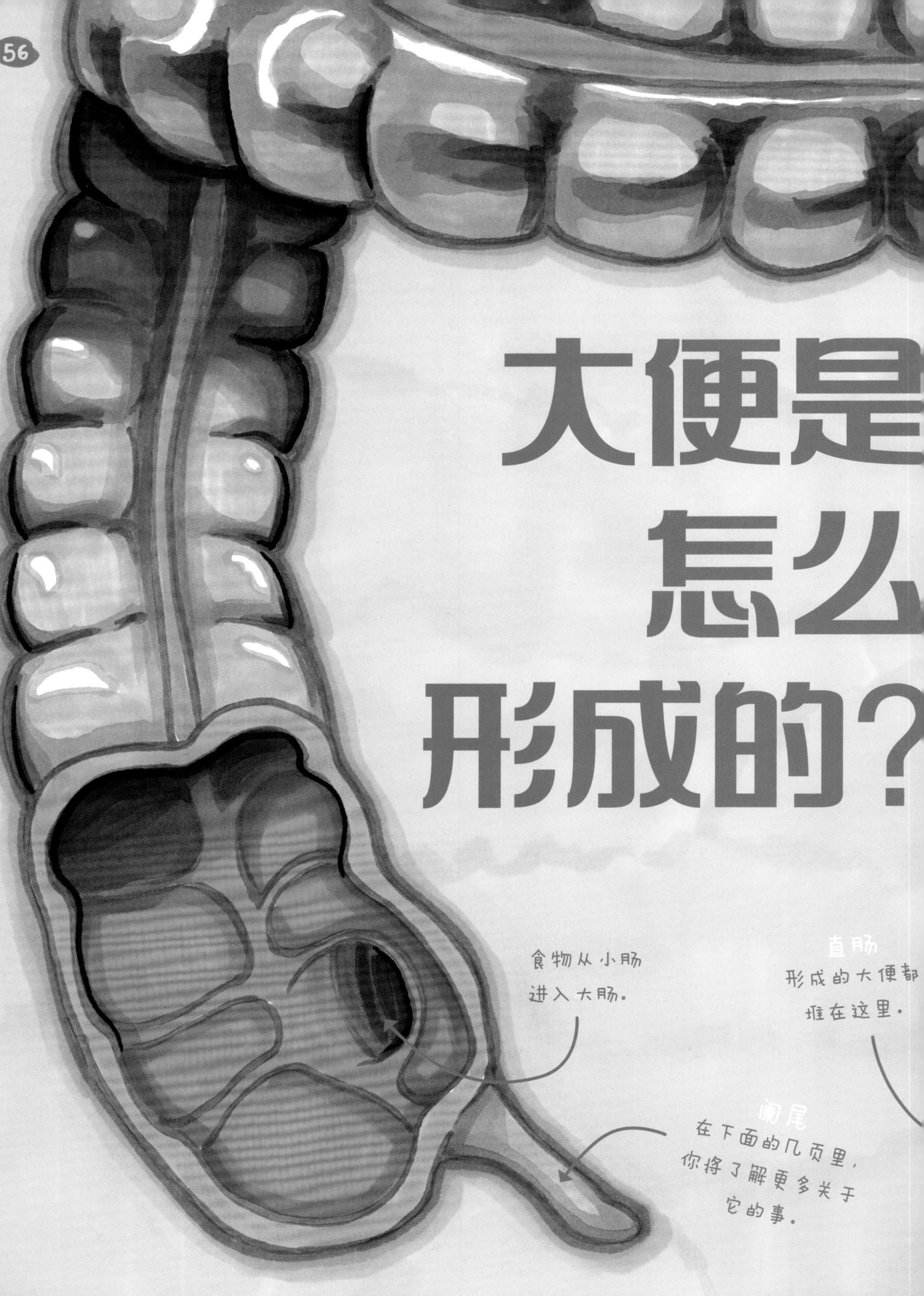
食物从小肠
进入大肠。
直肠
形成的大便都
堆在这里。
阑尾
在下面的几页里，
你将了解更多关于
它的事。

没办法消化或小肠吸收不了的食物残渣会进入大肠，消化过程到此就已经结束。这个阶段的食物成分已经没办法再分解成更简单的物质了。现在，身体要进行的任务就是把没有用的物质丢掉。要做到这一点，身体得先把食物残渣压紧，排掉水分，让它变成一大块紧紧挤在一起的东西——这就是大便。在身体进行排便*前，大便会被存放在直肠里。

* 排便或排遗都是形容排泄大便这一过程的术语。

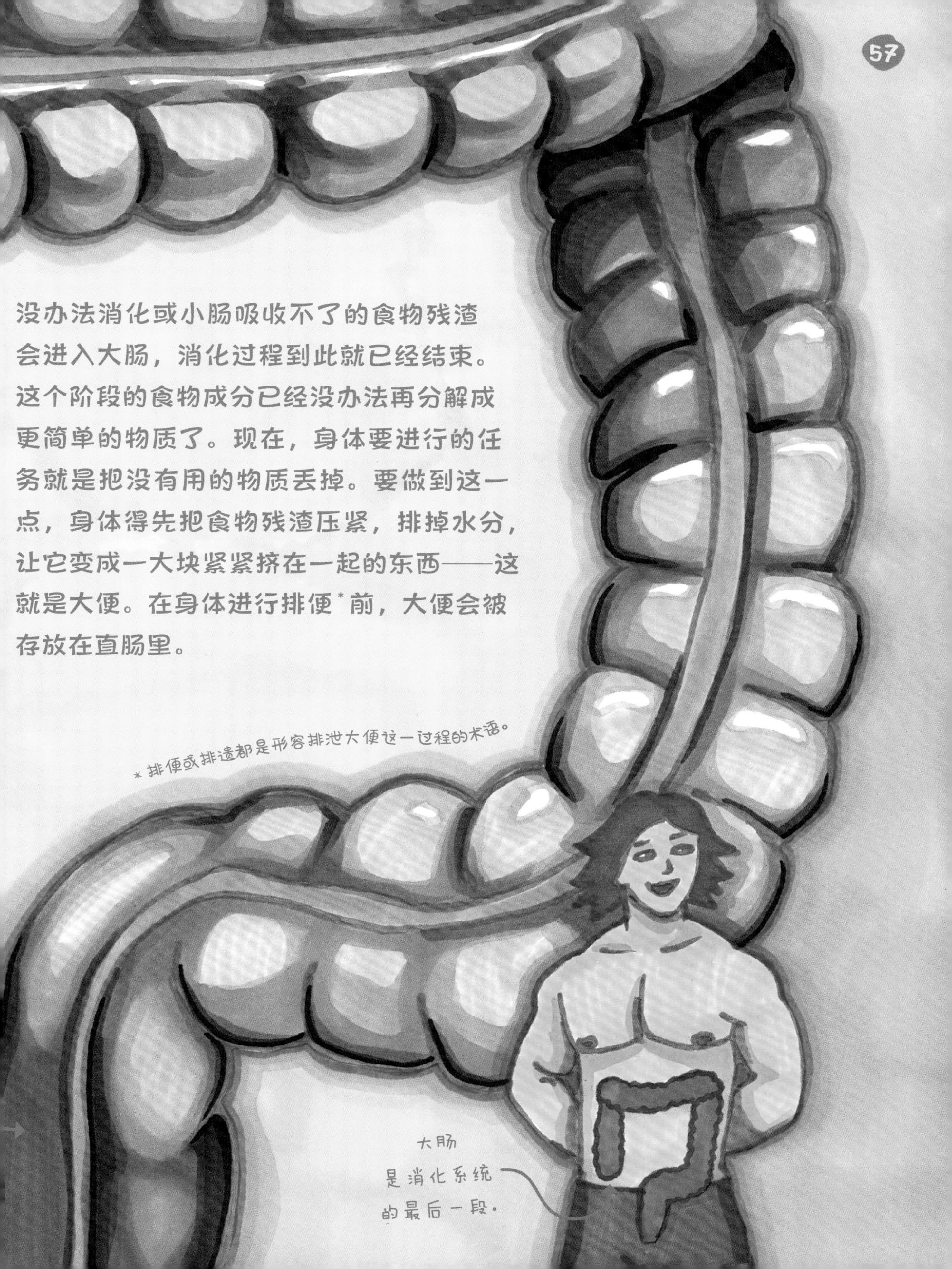
大肠
是消化系统
的最后一段。

来自人类祖先的纪念品

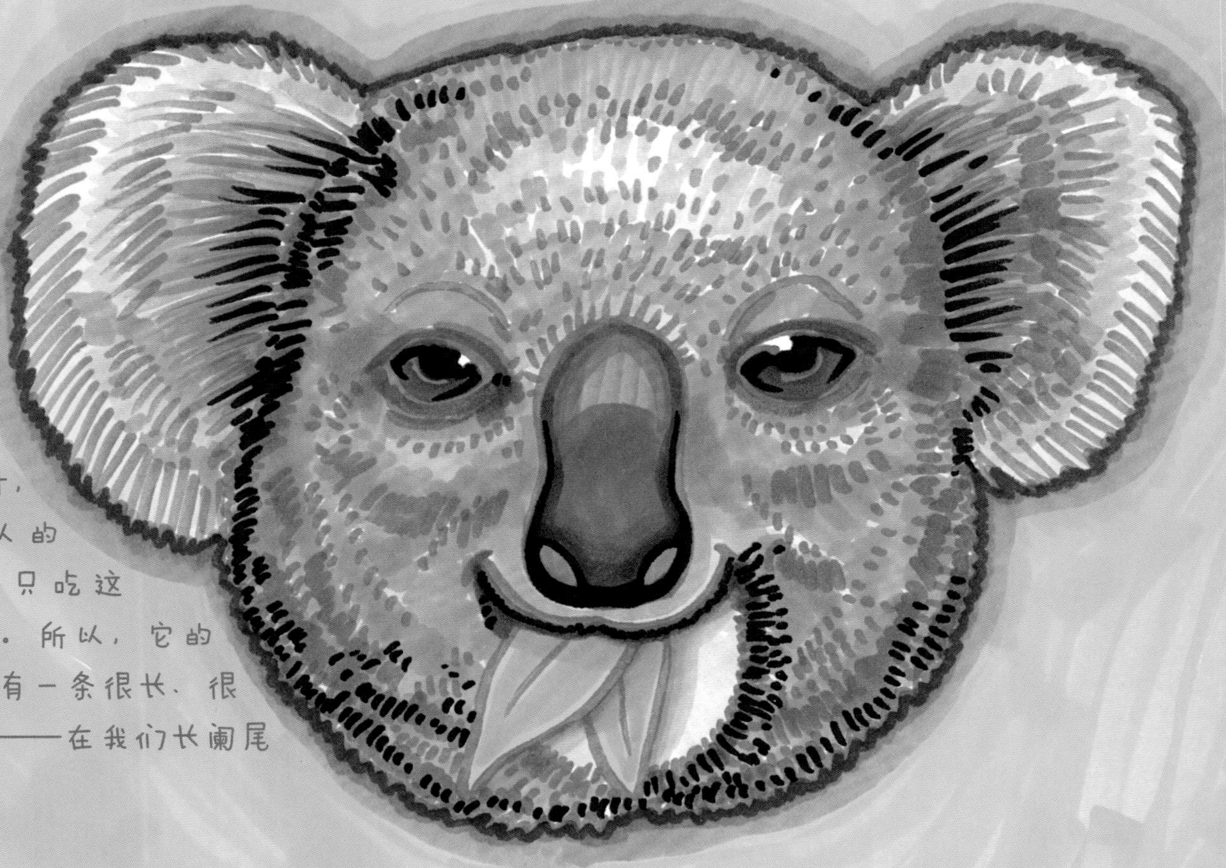

考拉超喜欢桉树叶，如果可以的话，它会只吃这一种东西。所以，它的消化道里有一条很长、很长的盲肠——在我们长阑尾的地方。

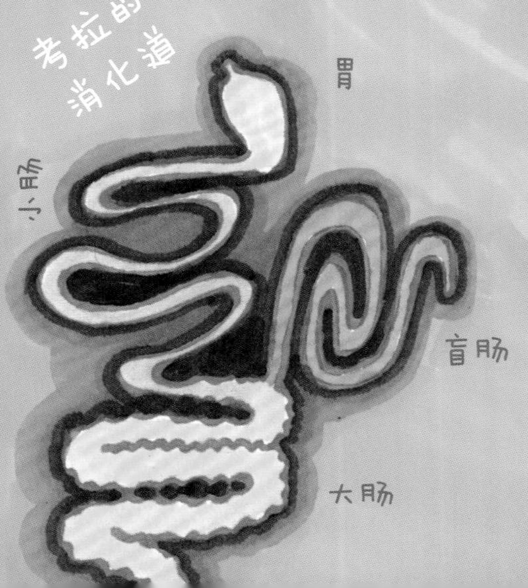

人类的身体是一台精密的机器，里头的零件我们可能不是全都需要，阑尾就是其中之一。这条小小的管子可以帮助身体分辨细菌，但如果把它切掉[1]，身体还是会继续工作，好像没事儿一样。之所以会这样，是因为我们已不需要阑尾本来的

1. 有时候阑尾会被塞住，医生就得把它割掉。

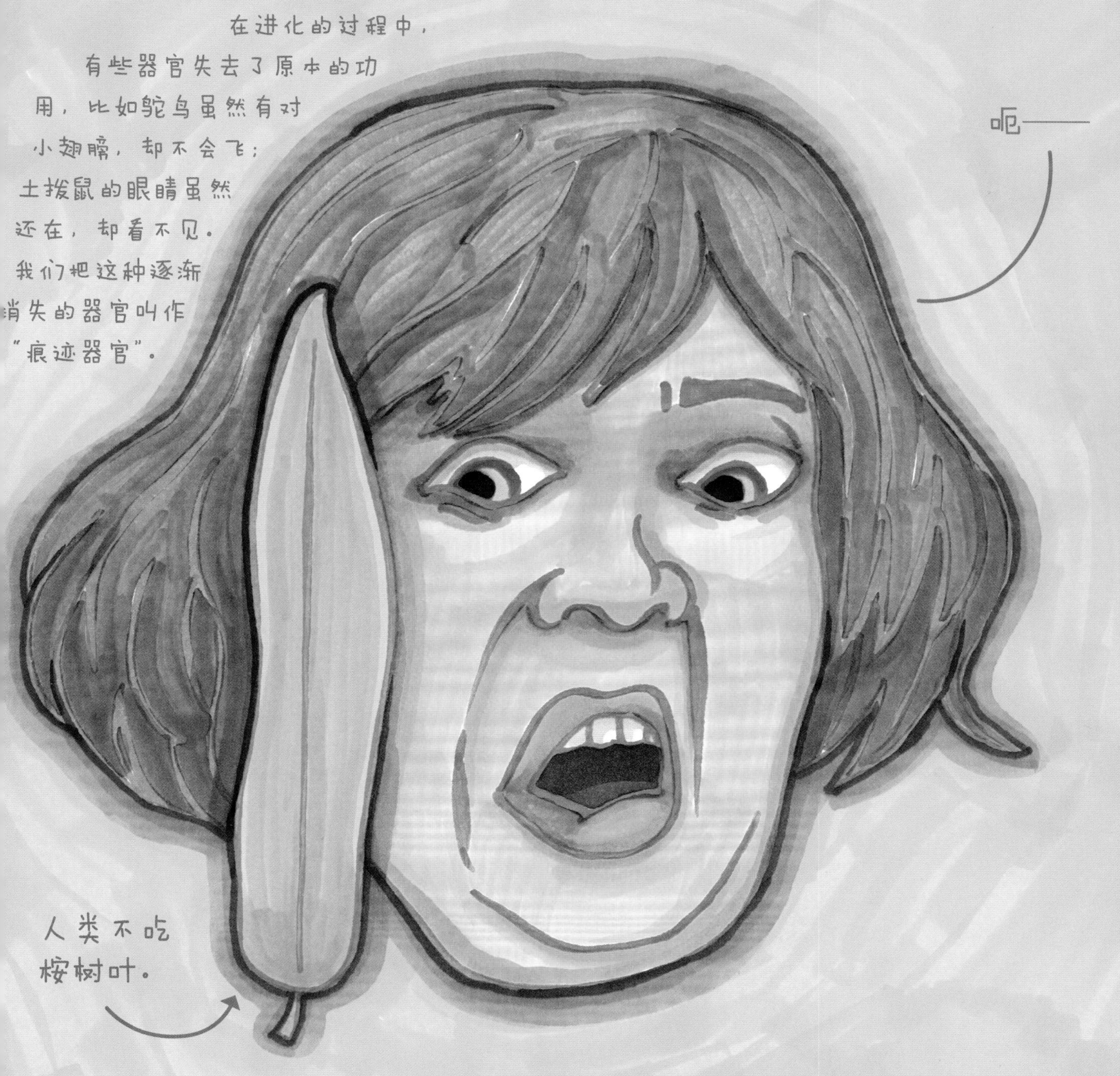
在进化的过程中，
有些器官失去了原本的功
用，比如鸵鸟虽然有对
小翅膀，却不会飞；
土拨鼠的眼睛虽然
还在，却看不见。
我们把这种逐渐
消失的器官叫作
“痕迹器官”。
呃——
人类不吃
桉树叶。

功能了。人类祖先吃的主要是植物，因为阑尾[2]里有益生菌与消化酶存在，他们的身体才可以把植物里的纤维素分解成葡萄糖[3]。如今，我们吃的东西各式各样，身体很容易获得能量，所以阑尾也从一条长长的管子，退化成一段小小的残株。

2. 其实，人类祖先的这段“阑尾”也是“尾”，因为当时它是一根颇有分量、只有一端开口的管子，在消化过程中起到了重要作用。

3. 有关葡萄糖的数据，可以阅读第 40 页。

需要，还是不需要？

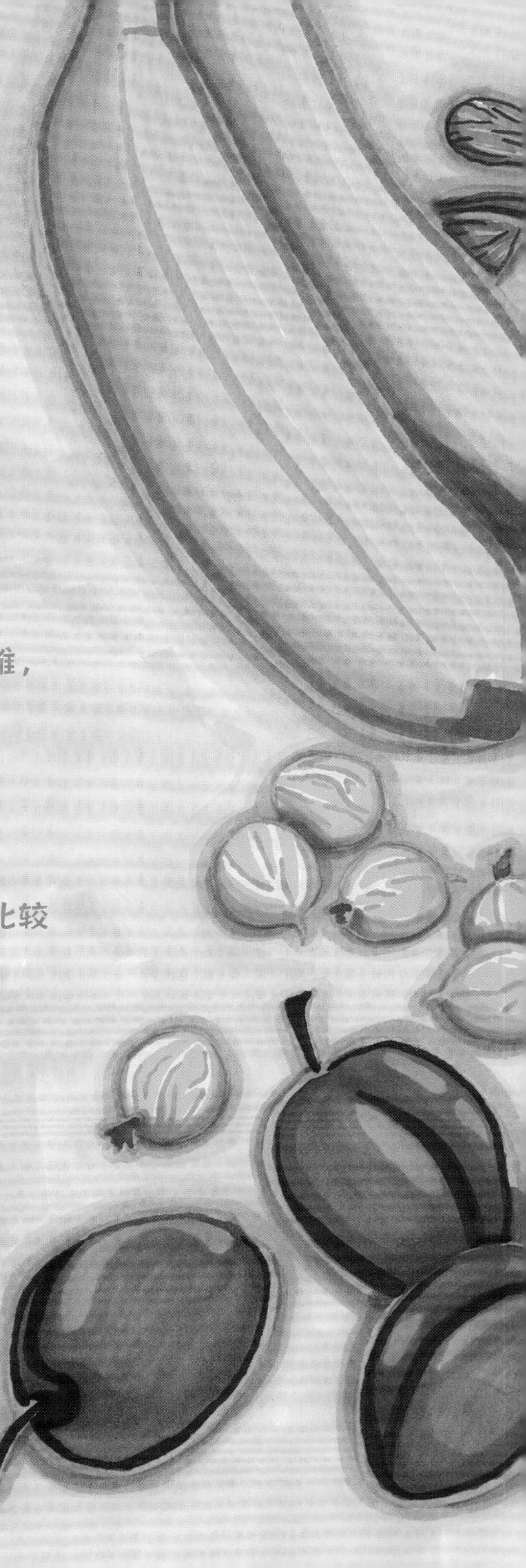

膳食纤维来自植物，在种子、谷类、
水果与蔬菜中，它的含量相当丰富。
人类的消化系统没办法直接消化膳食纤维，
膳食纤维也不直接提供任何营养物质。
这表示膳食纤维只是拿来填肚子的东西，
我们还需要它吗？答案是需要。
膳食纤维会吸收水分，然后变成胶质，
粘裹糖类，也就是说，它只是被消化得比较
慢而已。身体可以慢慢利用膳食纤维，
而不是马上把它变成脂肪。
还有，膳食纤维吸收的水分可以为
粪便保湿，避免便秘。
膳食纤维也是我们跟体重奋战的盟友。
因为没办法消化它，
也就不会产生能量，
但它又可以增加食物的分量，
让人有饱腹感，降低食欲。
从这个角度看，
膳食纤维对身体绝对有益。

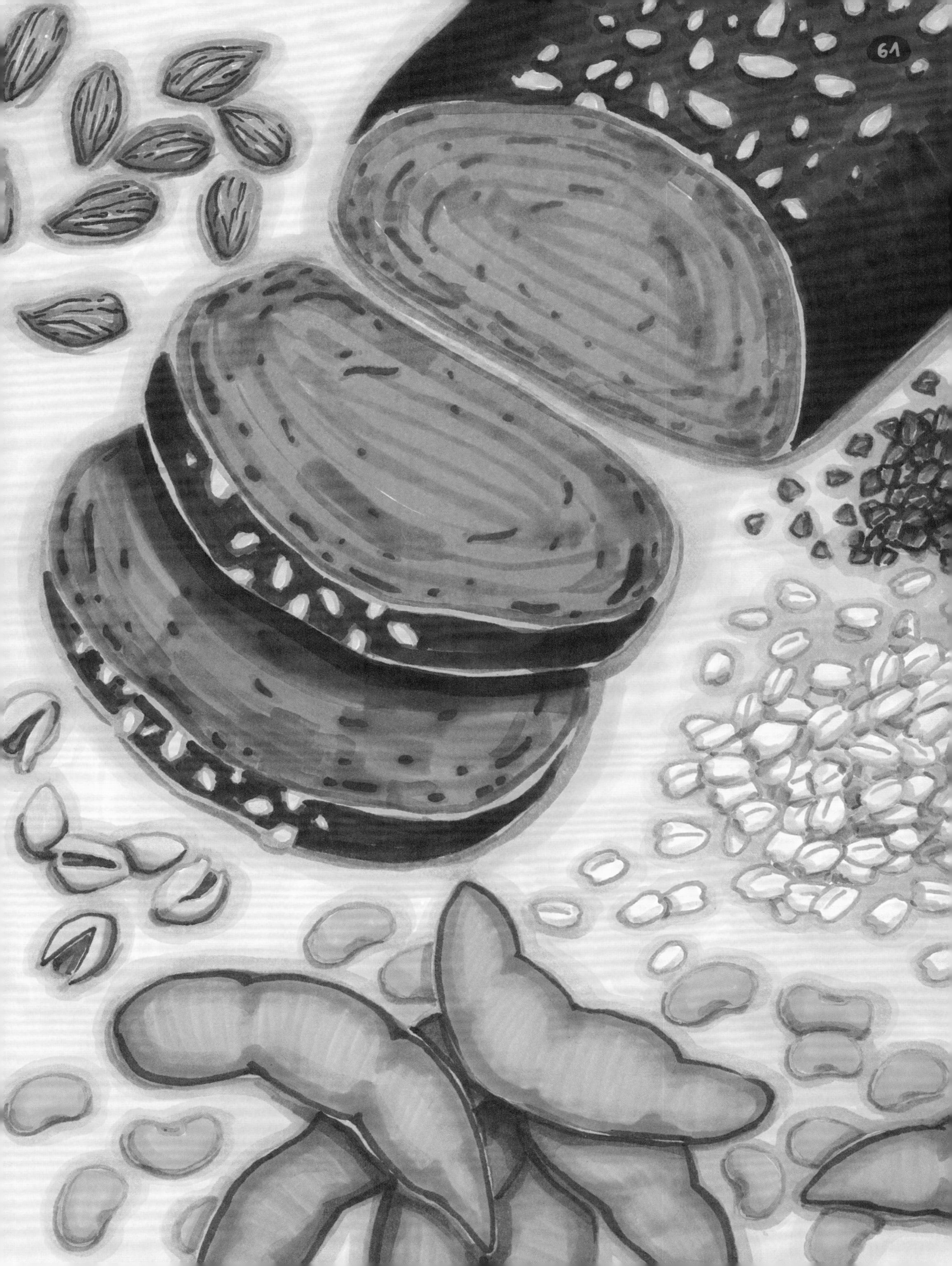

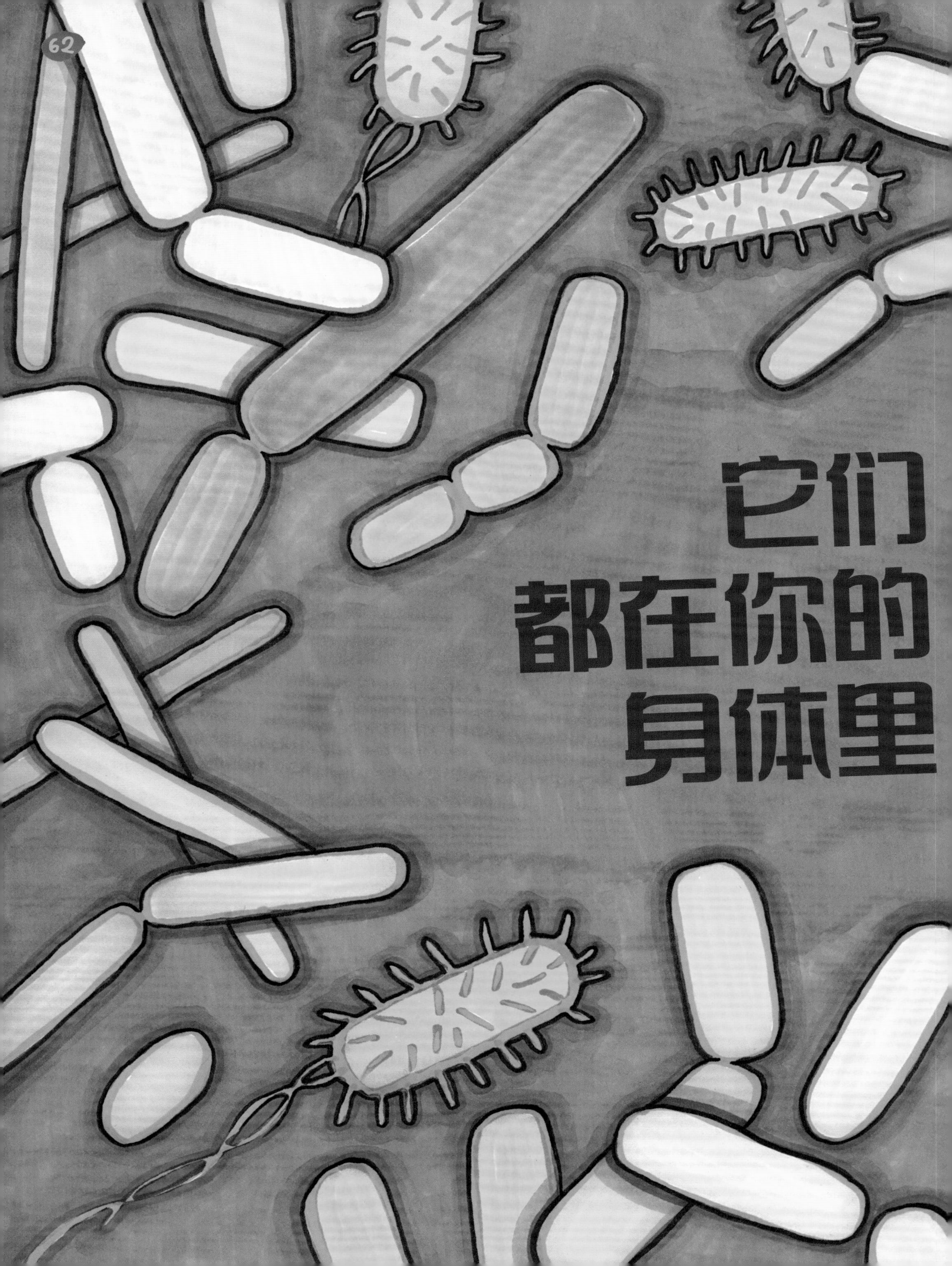

它们都在你的身体里

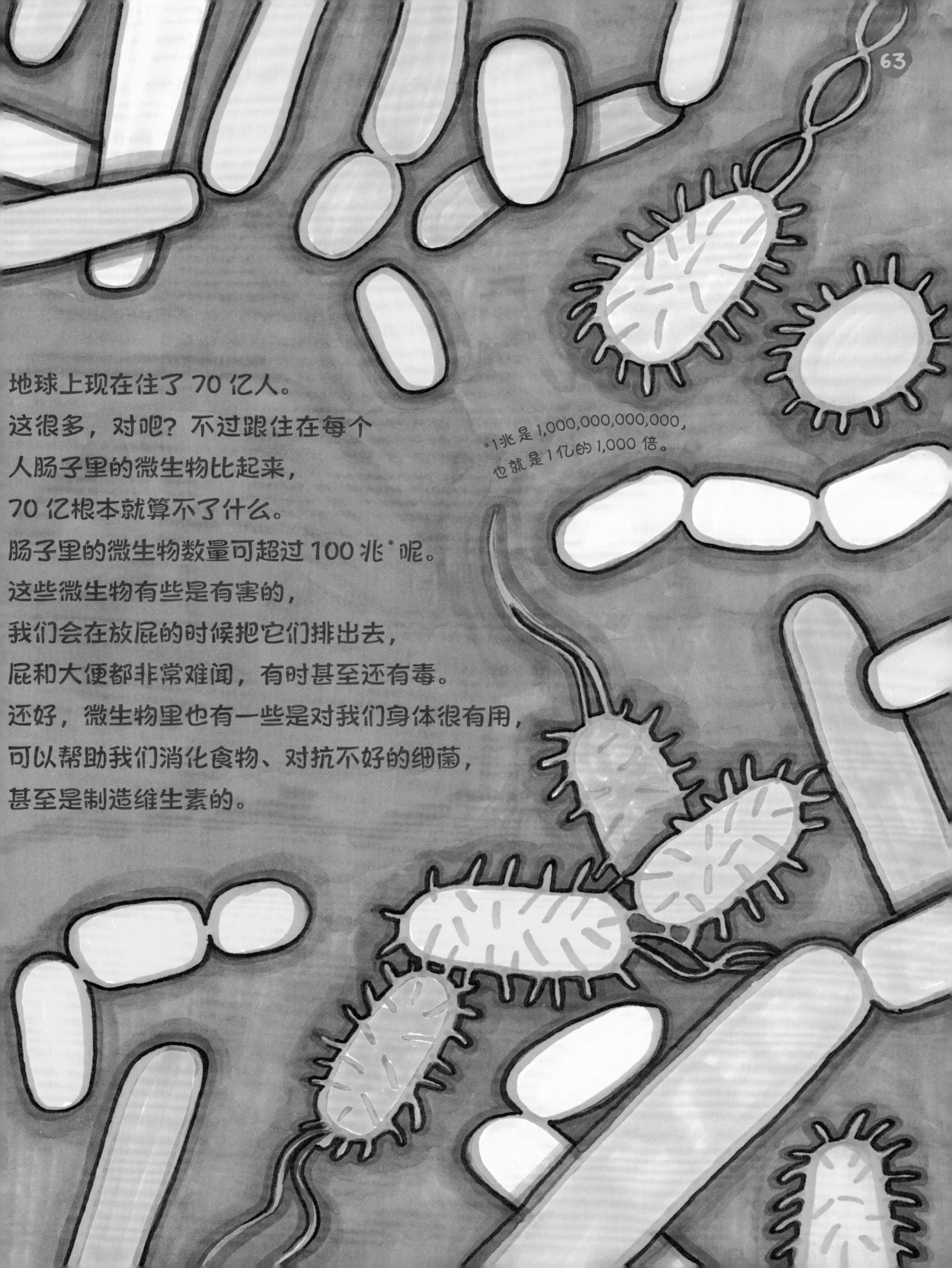

地球上现在住了 70 亿人。
这很多，对吧？不过跟住在每个人肠子里的微生物比起来，70 亿根本就算不了什么。
肠子里的微生物数量可超过 100 兆*呢。
这些微生物有些是有害的，我们会在放屁的时候把它们排出去，屁和大便都非常难闻，有时甚至还有毒。
还好，微生物里也有一些是对我们身体很有用，可以帮助我们消化食物、对抗不好的细菌，甚至是制造维生素的。

*1兆是 1,000,000,000,000，也就是1亿的 1,000 倍。

不可能的任务

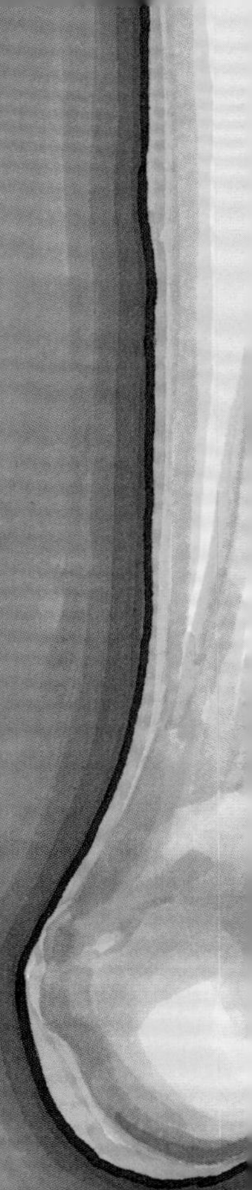

缺乏维生素D，我们的骨头容易变脆，也会变得不直，牙齿会脱落，肌肉也会没有力气。这听起来很可怕呢！要怎么摄取维生素D呢？只要到室外活动就可以了。我们的皮肤被太阳光照到时，就会产生维生素D。

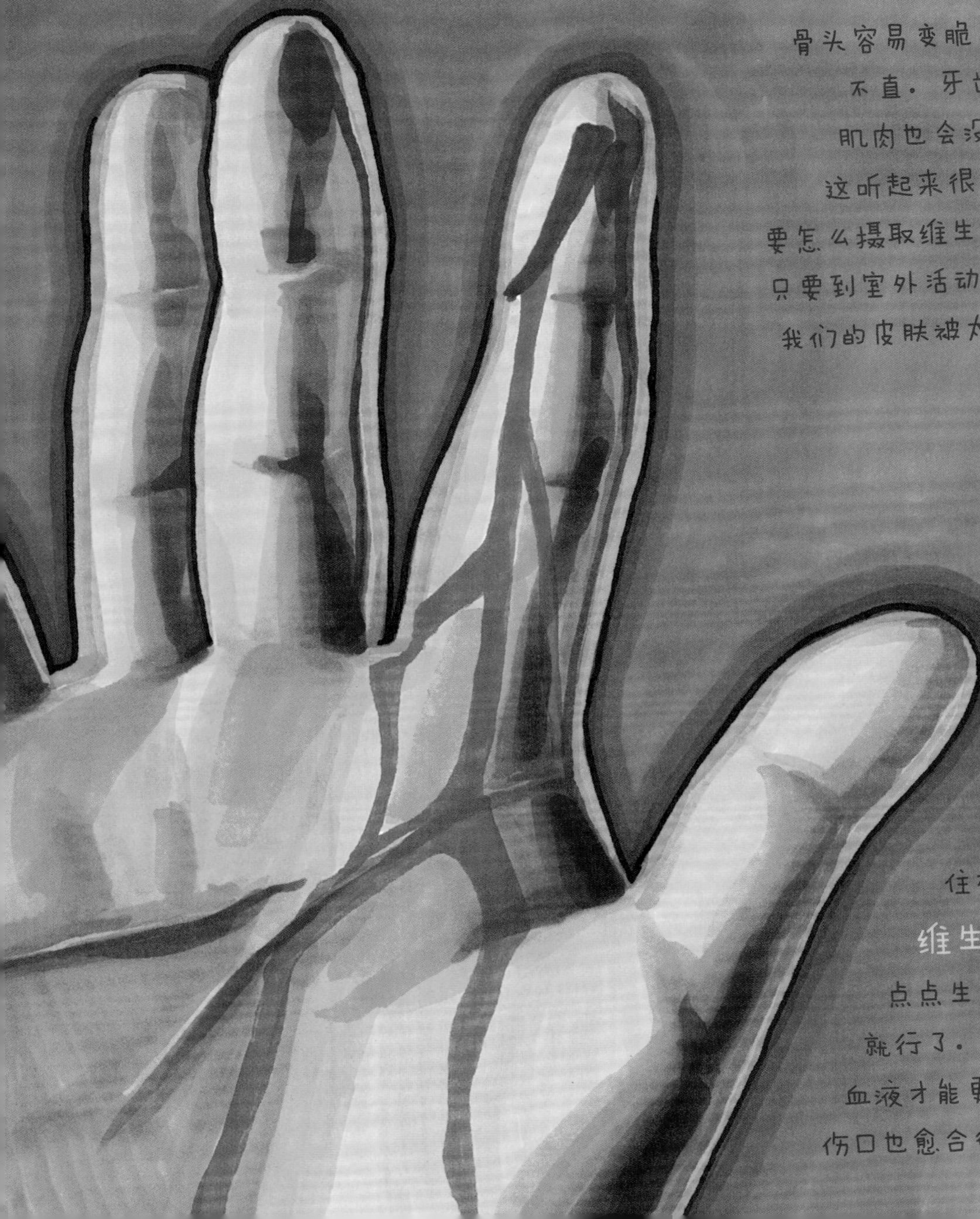

维生素A、D、E、K只能溶解于脂肪，少了脂肪，我们就没办法把这些维生素转化成身体可以吸收的东西。

住在肠道里的细菌会制造维生素K，只要给它们一点点生菜、菠菜或四季豆就行了。多亏有维生素K，血液才能更快凝结，伤口也愈合得更快。

父母和医生总是说维生素有益健康，应该多吃。不过，什么是维生素呢？维生素是身体维持正常功能的必需物质，但我们的身体没办法制造出足够的维生素数量*。也就是说，人体不能用其他比较简单的物质——比如蛋白质加氨基酸——来合成维生素。

维生素会调节身体的运作过程，增强免疫力，避免我们生病，加快身体生长的速度，改善抵抗力，影响皮肤、头发和指甲的外观。缺乏维生素会让人生很可怕的病，要是把这些病一一画给你们看，你们一定都会恶心到昏倒。

*我们也可以得出结论：对人类来说十分必要的维生素，对狗、猫或其他动物来说不一定重要。比如维生素C对老鼠就不是必需物质，因为抗坏血酸对老鼠来说，不是维持生命的必需。人类没有抗坏血酸，就会生很重的病，所以对我们来说，维生素C是超级重要的。

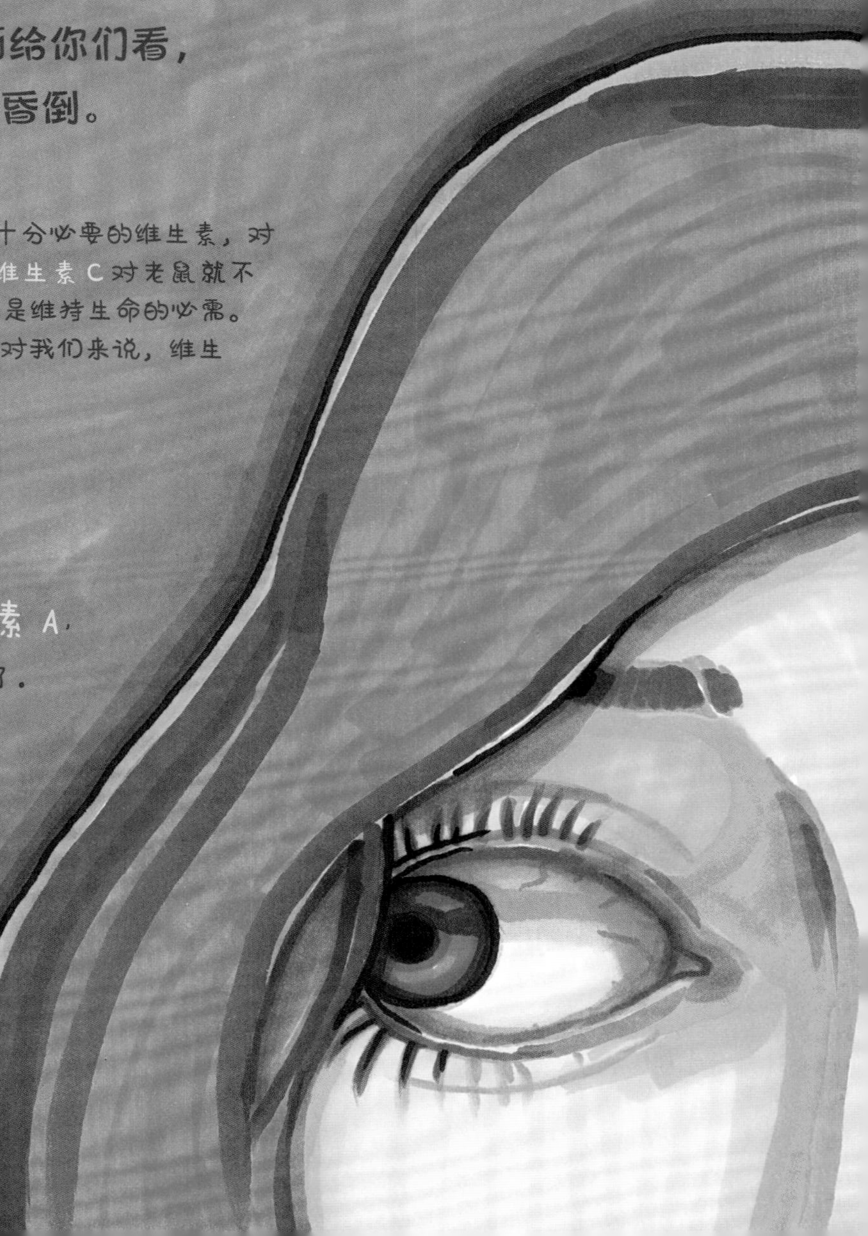

缺乏维生素A，我们就看不见东西了。它可以合成视网膜所需要的物质，而视网膜所负责的就是把眼睛记录的东西传送给大脑，实现“看见”的功能。

维生素A还可以保护上皮组织，会影响我们的身高和骨骼发育。

响屁、臭屁和连环屁

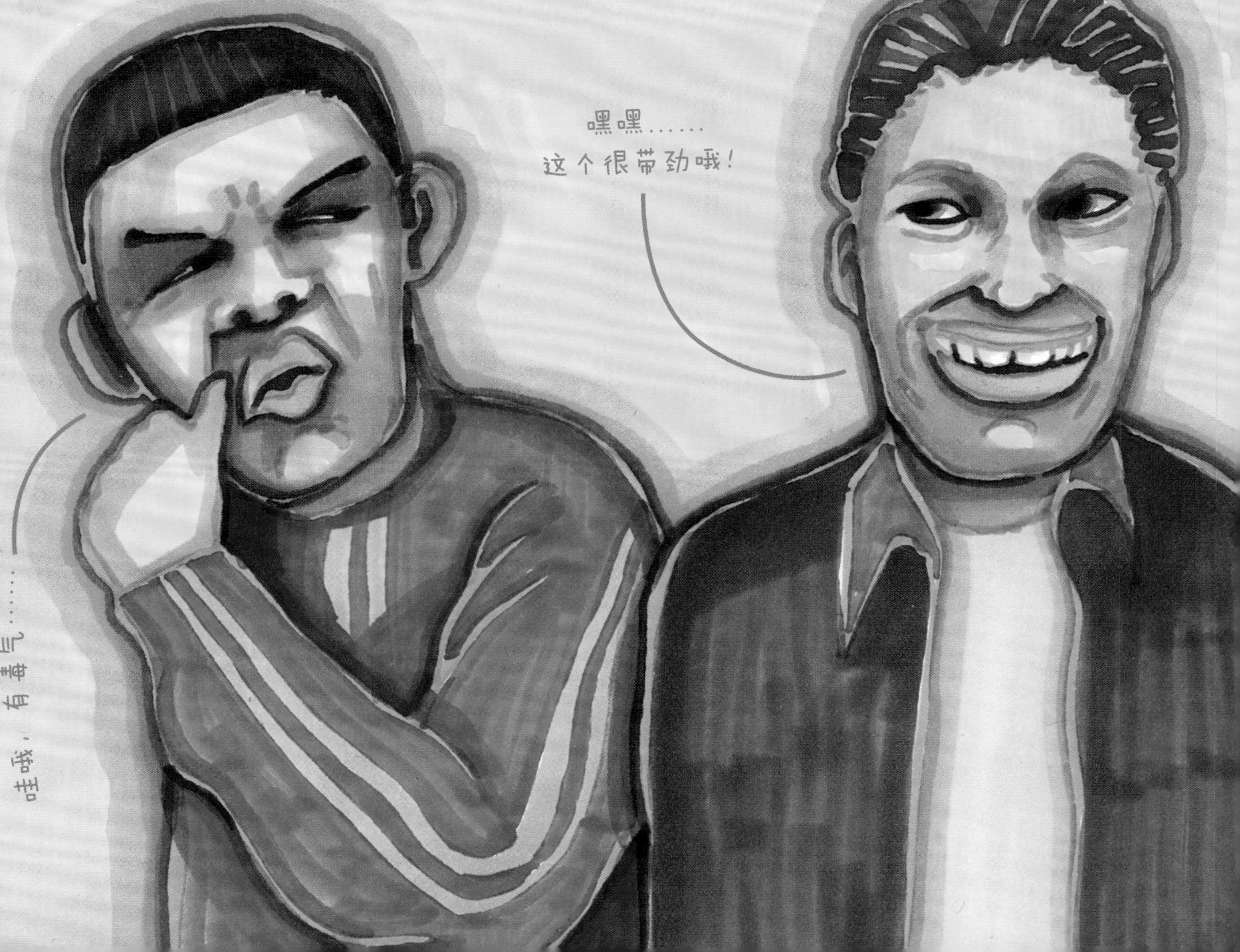

对于住在大肠里的微生物来说，进到大肠的食物残渣真可谓天上掉下来的礼物。这些我们来不及或没法消化的物质，在发酵的过程中，会为微生物提供生存的能量。不幸的是，微生物在摄取能量的同时也会制造出难闻的气体。这些气体和我们进食时吞下的空气*混在一起，变成气泡，然后在括约肌的挤压下，伴随着特有的声音，从肛门射到体外——这个现象的学术名称是“排气”，不过在日常生活中，说法可是多种多样呢。

*这里指的不只是空气，也可能是汽水里的二氧化碳。

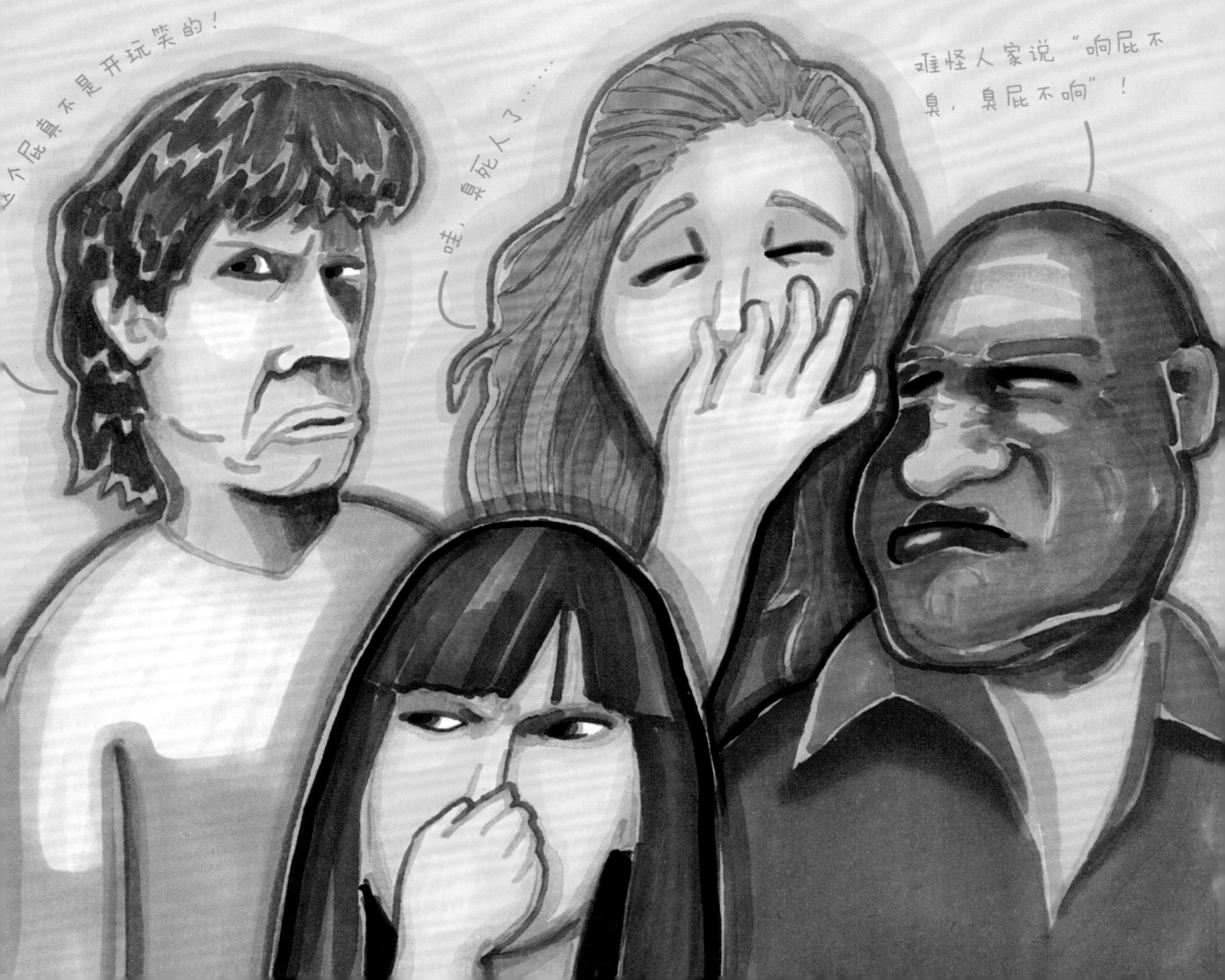

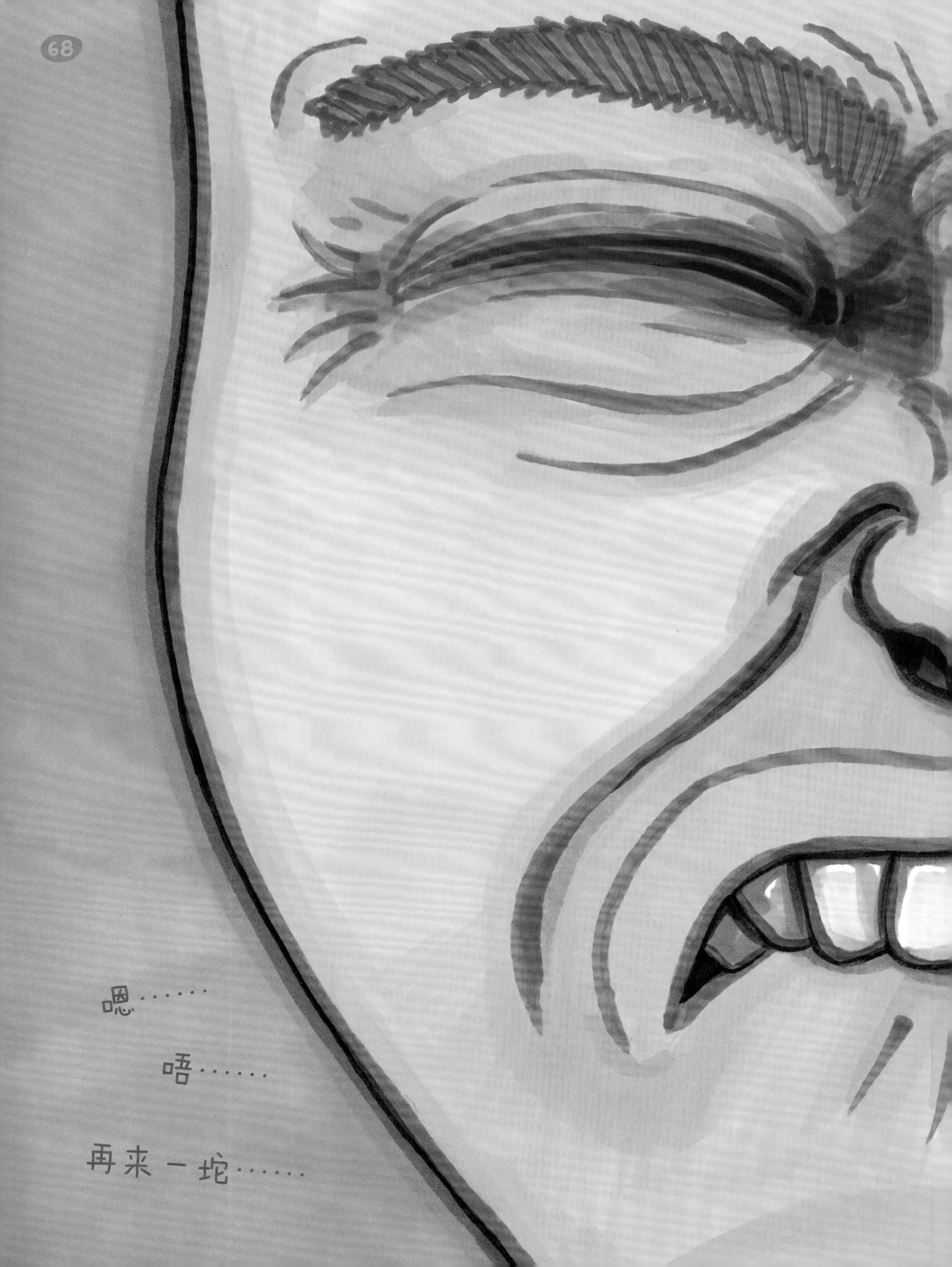
嗯……
唔……
再来一坨……

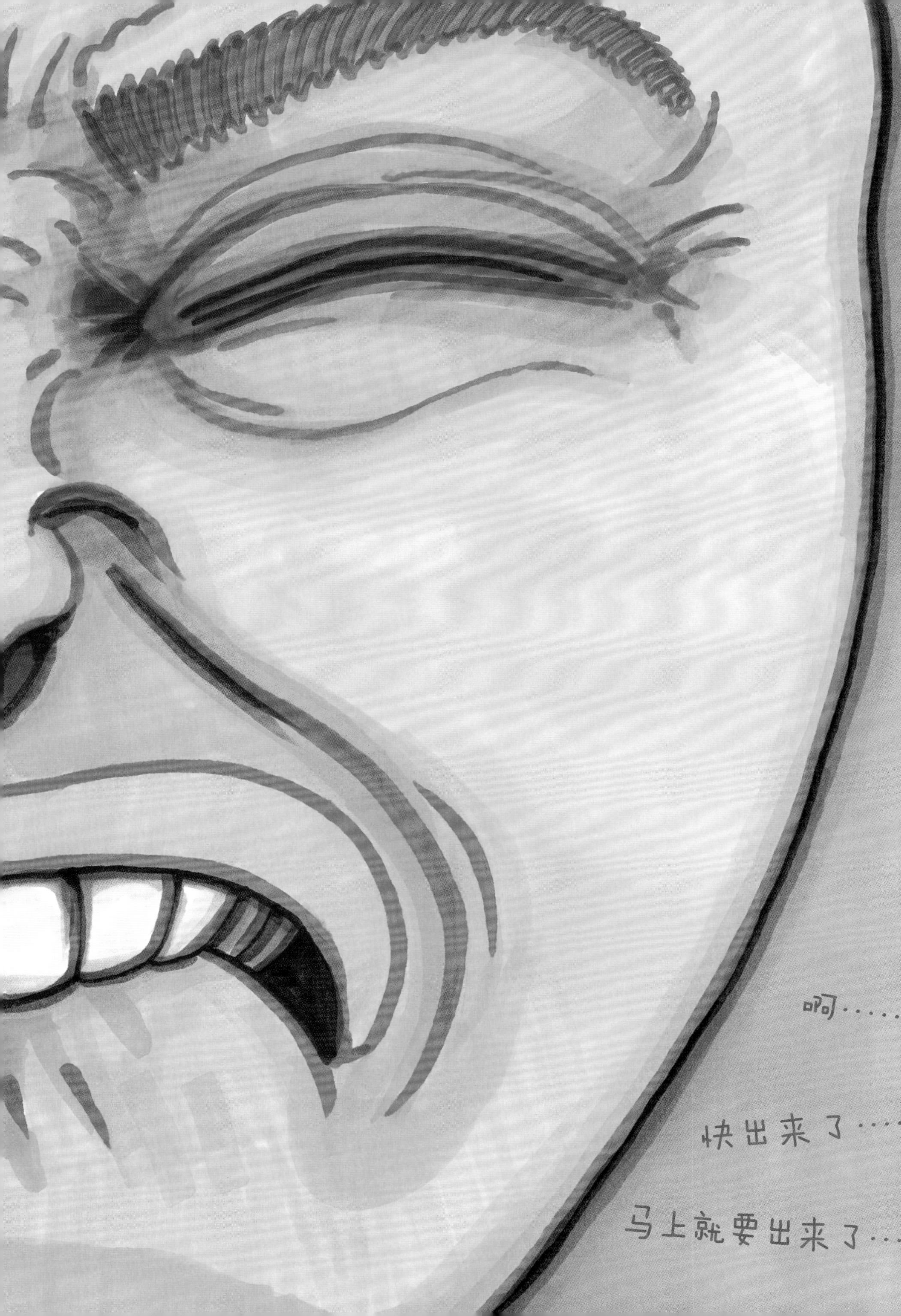

啊……

快出来了……

马上就要出来了……

完美的“黄金”

内行的观察者只要看一个人的大便，就可以对他的健康状况了解个七八成，不用复杂的检查，就知道他的肠子运作正不正常，或者大便在他的直肠里待了多久。拉完大便冲水前瞄一下，我们就大概知道自己哪里可能不对劲。布里斯托大便分类法把大便分成了7种形态。

第一种在直肠里待的时间最长，而最后一种则最短。

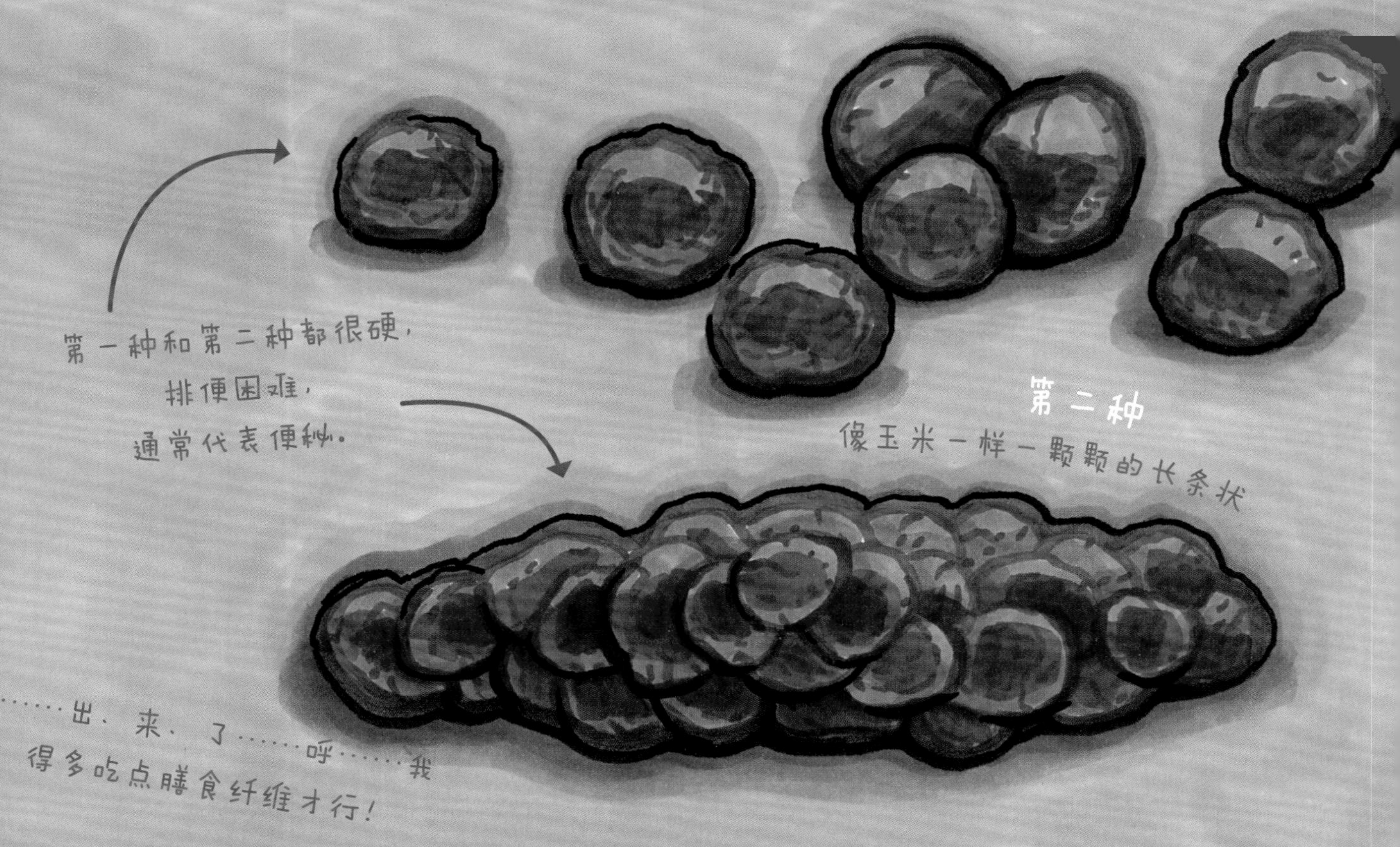

第一种
一颗颗的硬球状
第一种和第二种都很硬，
排便困难，
通常代表便秘。
第二种
像玉米一样一颗颗的长条状
……出、来、了……呼……我得多吃点膳食纤维才行！

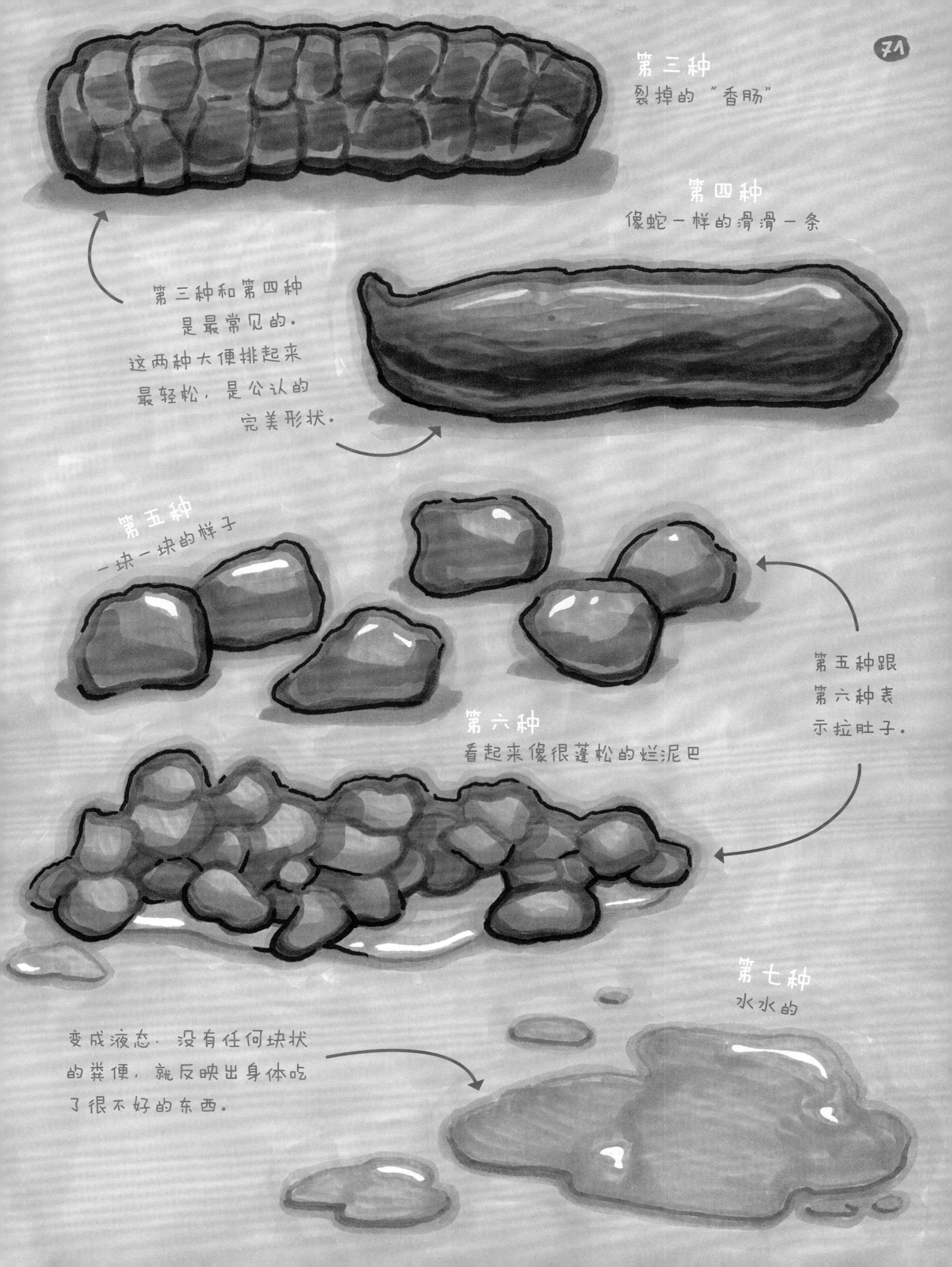
第三种
裂掉的“香肠”
第四种
像蛇一样的滑滑一条
第三种和第四种是最常见的。这两种大便排起来最轻松，是公认的完美形状。
第五种
一块一块的样子
第五种跟第六种表示拉肚子。
第六种
看起来像很蓬松的烂泥巴
第七种
水水的
变成液态，没有任何块状的粪便，就反映出身体吃了很不好的东西。

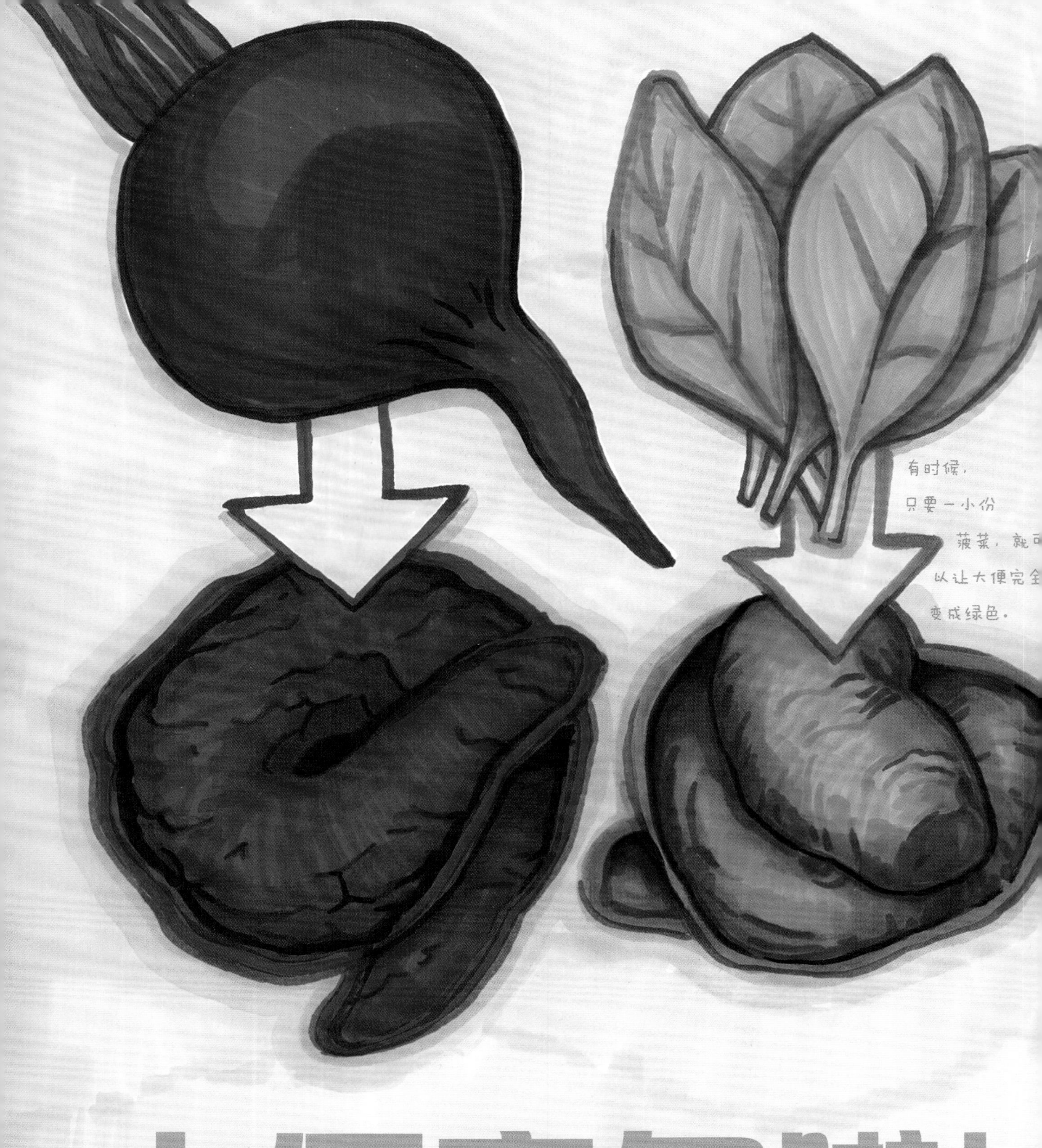

有时候，
只要一小份
菠菜，就可
以让大便完全
变成绿色。

大便变色啦！

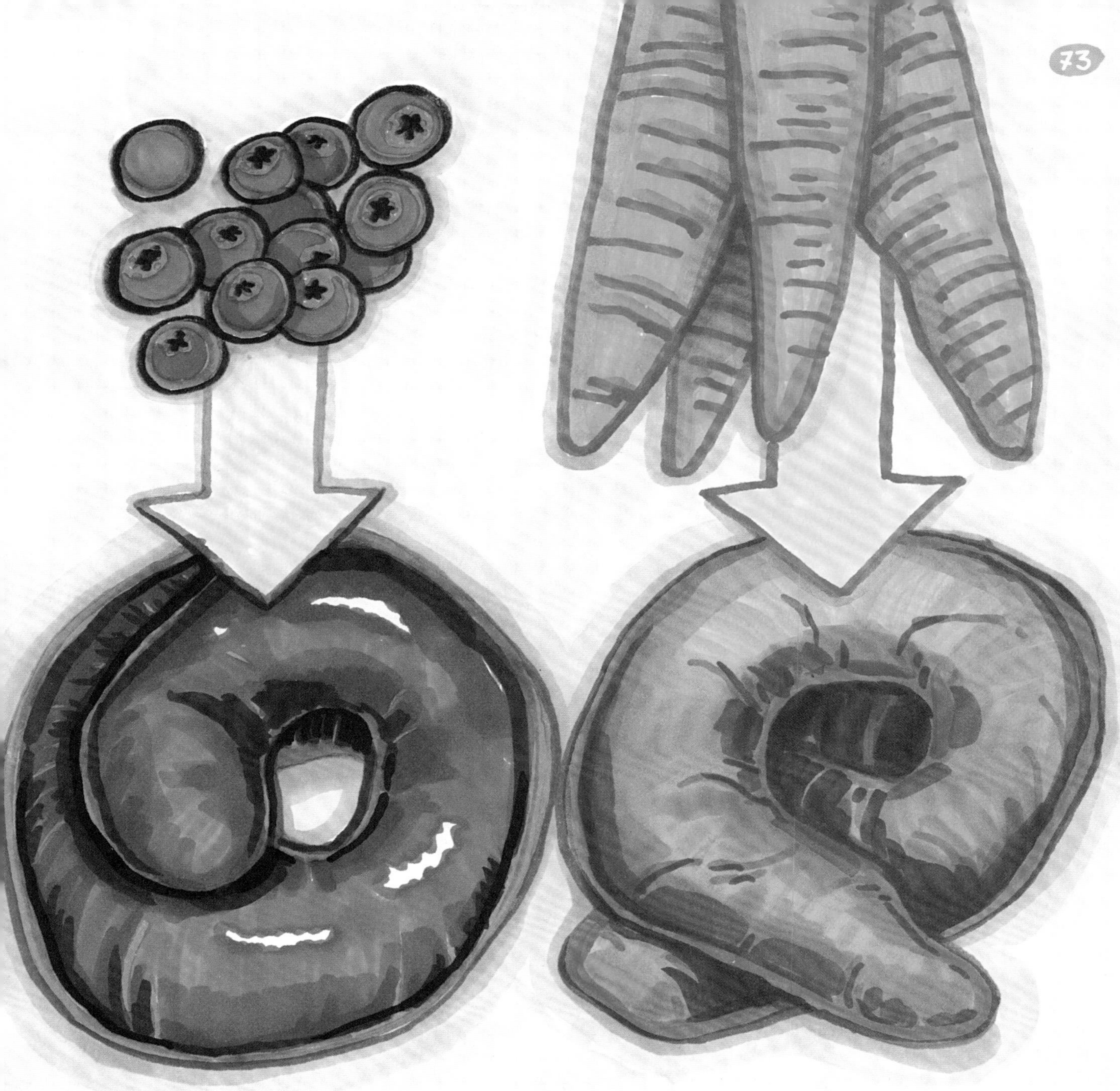

一般来说，健康的大便呈棕色，这种棕色与胆汁里的细菌*有关。大便的颜色改变，可能表示我们生病了，又或者我们吃的食物里含有浓烈的颜色。比如说，红色的大便就代表血液跑进了消化系统，要是出血部位在胃部或食道，那这种红色就非常暗，看起来几乎像黑色。绿色的大便可能代表肠道被细菌感染，而黄色大便则可能和脂肪的消化有关。

*你还记得什么是胆汁吗？去第34页看看吧。

目录

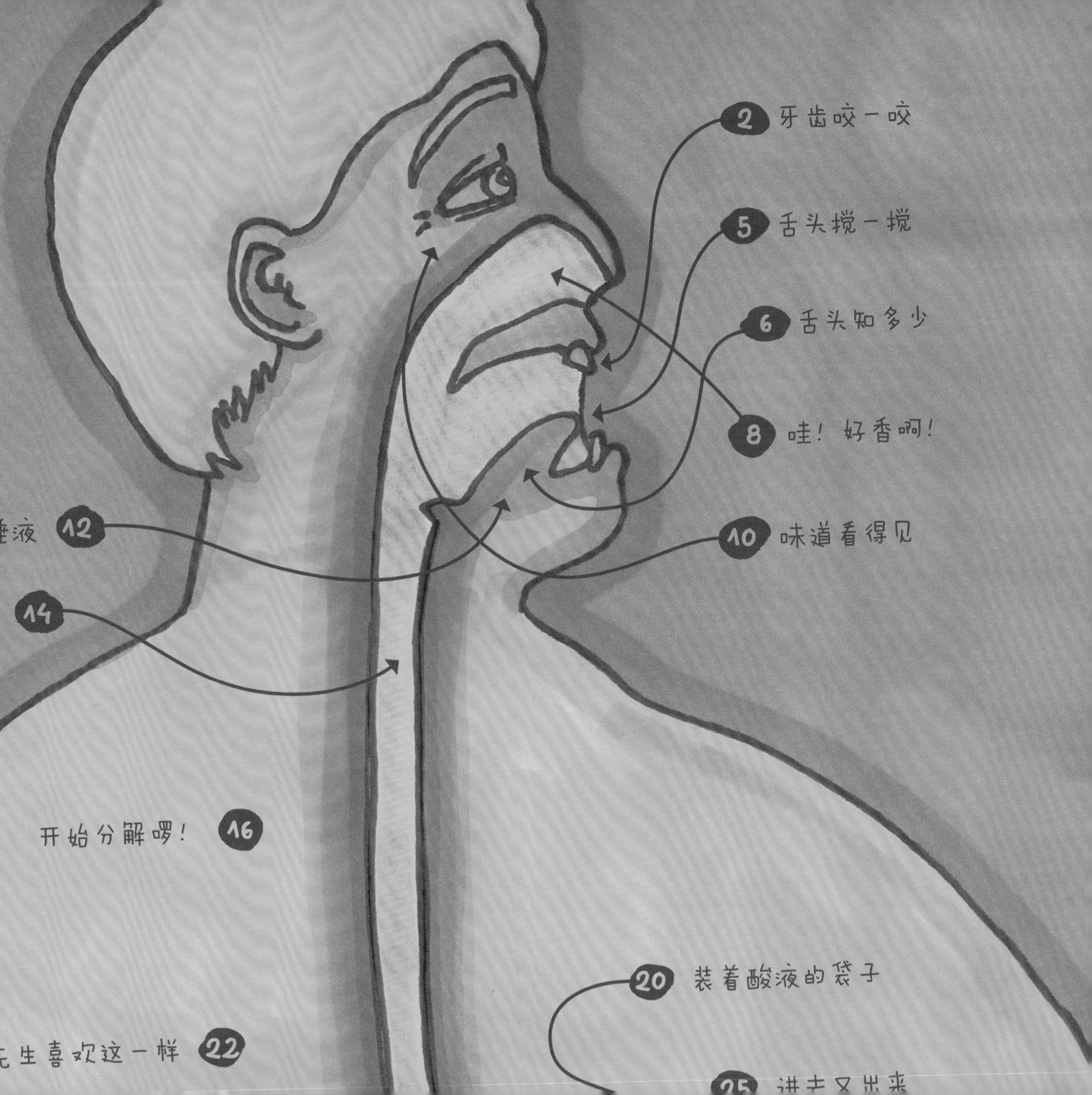

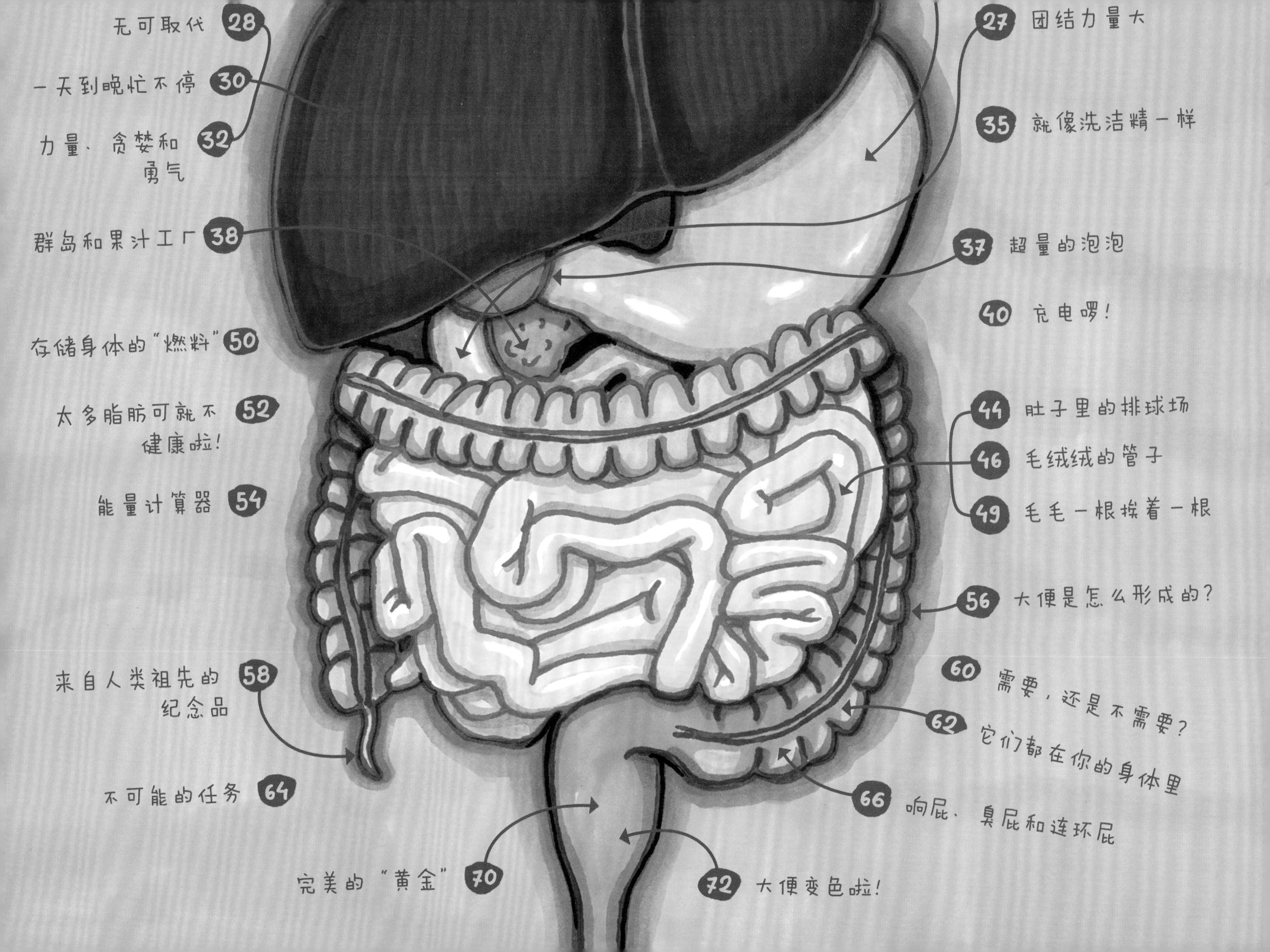
27 团结力量大
28 无可取代
30 一天到晚忙不停
32 力量、贪婪和勇气
35 就像洗洁精一样
37 超量的泡泡
38 群岛和果汁工厂
40 充电啰！
44 肚子里的排球场
46 毛绒绒的管子
49 毛毛一根挨着一根
50 存储身体的“燃料”
52 太多脂肪可就不健康啦！
54 能量计算器
56 大便是怎么形成的？
58 来自人类祖先的纪念品
60 需要，还是不需要？
62 它们都在你的身体里
64 不可能的任务
66 响屁、臭屁和连环屁
70 完美的“黄金”
72 大便变色啦！

图书在版编目（CIP）数据

食物的旅行 /（波）亚历山德拉・米热林斯卡，（波）丹尼尔・米热林斯基著；叶祉君译. -- 北京 ：华夏出版社有限公司，2020.7
ISBN 978-7-5080-9920-0

Ⅰ. ①食… Ⅱ. ①亚… ②丹… ③叶… Ⅲ. ①消化系统－少儿读物 Ⅳ. ①R322.4-49

中国版本图书馆 CIP 数据核字(2020)第 046881 号

食物的旅行

作　　者　[波] 亚历山德拉・米热林斯卡　[波] 丹尼尔・米热林斯基
译　　者　叶祉君
责任编辑　王凤梅　刘　洋
特约编辑　陈　静
责任印制　刘　洋

出版发行　华夏出版社有限公司
经　　销　新华书店
印　　刷　北京博海升彩色印刷有限公司
装　　订　北京博海升彩色印刷有限公司
版　　次　2020 年 7 月北京第 1 版
　　　　　2020 年 7 月北京第 1 次印刷
开　　本　889×1194　1/16 开
印　　张　5.25
字　　数　20 千字
定　　价　88.00 元

华夏出版社有限公司　地址：北京市东直门外香河园北里 4 号　邮编：100028
网址：www.hxph.com.cn　电话：（010）64663331（转）
若发现本版图书有印装质量问题，请与我社营销中心联系调换。